胃肠养护攻略

主 审◎葛琳仪

主 编◎张 烁

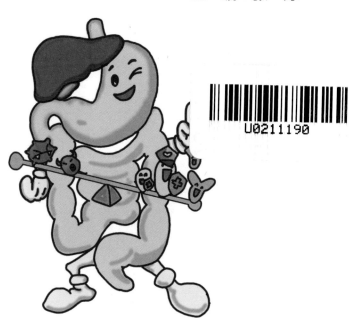

ZHEJIANG UNIVERSITY PRESS
浙江大学出版社 | 全国百佳图书出版单位

图书在版编目（CIP）数据

胃肠养护攻略 / 张烁主编 . — 杭州：浙江大学出
版社，2022.8（2023.8 重印）

ISBN 978-7-308-22794-0

Ⅰ.①胃… Ⅱ.①张… Ⅲ.①胃肠病－中医治疗法
Ⅳ.① R256.3

中国版本图书馆 CIP 数据核字（2022）第 114792 号

胃肠养护攻略

主　编　张　烁
副主编　施　政　徐素美　范　婷

策划编辑	殷晓彤
责任编辑	殷晓彤
责任校对	潘晶晶
封面设计	续设计—黄晓意
出版发行	浙江大学出版社
	（杭州市天目山路 148 号　邮政编码 310007）
	（网址：http://www.zjupress.com）
排　　版	杭州晨特广告有限公司
印　　刷	杭州高腾印务有限公司
开　　本	880mm×1230mm　1/32
印　　张	7.125
字　　数	220 千
版 印 次	2022 年 8 月第 1 版　2023 年 8 月第 2 次印刷
书　　号	ISBN 978-7-308-22794-0
定　　价	78.00 元

《胃肠养护攻略》
编委会

我作为《胃肠养护攻略》这本特殊的科普著作的第一个读者，在读到弟子张烁送过来的稿件时，甚感欣慰。

这本书之所以"特殊"，缘于它既不是纯粹的健康科普，又不是枯燥的理论阐述，它是由数十位活跃在临床一线的医学博士倾心打造的。它有趣并富有灵魂，浓缩了丰富的理论及经验。作者用最浅显的比喻，将我们的脾胃系统融入生活万象，并恰到好处地诠释了中西医结合在胃肠病防治中的运用。医学常常给人一种深奥和复杂的感觉，但它的本质常常是最简单而直接的。这本书给予读者的一些自查小技巧，会给生活带来许多便利。同时，书中还有一些常用的生活调养建议，正是融合了我们中医治未病的理念。

这本科普书，不仅具有通识的特点，能让老百姓在通读之后快速获悉早期症状。同时，它还涵盖了先进的现代医学检查手段，让老百姓能通过这本书掌握常见的胃肠检查手段及其适应证，更从气机角度论述了脾胃病的发生与结局，也整体诠释了脾胃病的发病观、治疗观及养生观。

愿老百姓能读懂并用好这本书，拥有健康的体魄！

愿临床医生能读透并深入思考，将脾胃病的疾病观、治疗观及养生观运用到临床并普及给身边的人。

做好临床，做好科普，是助人类健康之完美的举措，是百姓之大幸，青年一代，任重道远，乐为序。

国医大师

全国名中医

浙江省国医名师

目录

1. 认知胃肠：胃肠决定您的健康

您以为胃肠道只是用来消化食物的？

错！

胃肠道还有很多您不知道的本事。

感冒了？

胃肠道内有阻止病菌入侵的炎症细胞和菌群。

莫名地不开心？

胃肠道可以产生调控情绪的血清素、多巴胺，使人产生"幸福感"。

长痘了？

肠道菌群产生的维生素，可以有效改善粉刺、皮炎、皮肤粗糙等肌肤问题。

又胖了？

良好的胃肠道生态可以减少脂肪被人体吸收或帮助脂肪进行分解，有利于保持健康的身材。

听说过肠道年龄吗？

肠道年龄轻的人将拥有更长的寿命！

事实上，胃肠道除了能消化食物，还有排出病原菌、合成人体所需维生素、增强免疫力、调控情绪等功能。所以，从今天开始，请重新认识自己的胃肠道，并学会真正关心呵护自己的胃肠健康！

1.1 胃肠道是个多面手，在人体里扮演着多种"角色"

食物加工厂

提到胃肠道，我们首先会想到的是什么？那肯定是"食物加工厂"了！我们吃进去的食物通过胃肠道被身体充分吸收利用并为日常活动提供能量，而且胃肠道可以把不好消化的食物变成大便，排出体外。这样食物也就走完了它在人体里的"一生"。但是大家知道吗？胃肠道的功能可不仅仅是消化食物这么简单，它还是我们人体的多面手哦。

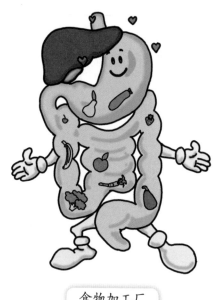

食物加工厂

人体净化工厂

胃肠道也是人体净化工厂，其能排出人体大部分毒素，净化我们的体内环境。要知道，人体每天 80% 的毒素都是通过胃肠道排出的。大家有没有过这样的体会：三天不拉大便，脸上就长痘痘，嘴里就有异味。这是因为, 在我们的大便中存在着大量的细菌和分解代谢产物, 其中就包含了大量的有害物质。通过胃肠道的活动, 可以将这些毒素随同大便一起排出。但如果不能按时排出, 毒素就会通过胃肠道黏膜被吸收, 然后随着血液循环到达人体的各个部位, 最后就会导致各种健康问题。

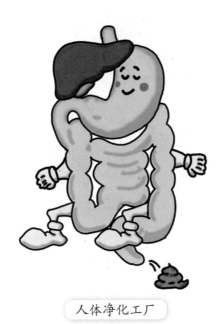

人体净化工厂

免疫卫士

肠道也是人体的 "免疫卫士", 担负着抵御疾病的重任。如果肠道内的菌群比例正常, 正常菌与病原菌能够和平共处, 则有助于人体抵抗各种病原体的侵袭; 如果肠道内的菌群失调, 正常菌阵地失守, 病原菌占据主导地位, 则会导致人体免疫功能下降, 从而无法抵抗病原体的侵袭, 最终影响我们的健康。另外, 人的全身约 70% 的免疫细胞都是在肠道内产生的, 它同肠道内分泌细胞分泌的 20 多种激素, 特别是人体内 95% 的血清素, 共同构成保护我们身体健康的前沿阵地。最新的基因研究表明，肠道内的细菌种类约为 1000 种，数量约为 10^{15} 个（1000 万亿个），保持肠道菌群的平衡，将在很大程度上有助于抵抗病原体的侵袭。胃肠道变好了，就能从根源上杜绝很多疾病。

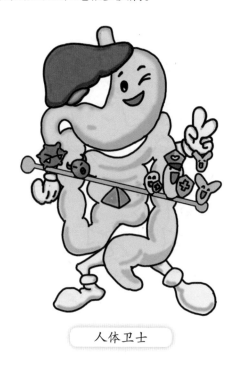

人体卫士

第二大脑

在生命体进化的过程中，神经系统里最先开始进化的是被叫作神经元的神经细胞。神经元最初出现在水螅、海葵、水母等腔肠动物的肠内。生命体没有大脑，一切生命活动都由肠子控制，这种控制力直到今天依旧发挥着作用。

全球知名肝胆肠胃科专家、神经科学家，曾任美国加州大学神经生物学中心执行主任、消化系统疾病研究中心主任的艾莫隆·迈尔（Emeran Mayer）教授常年致力于研究大脑 – 胃肠道的相互联系。他在著作 *The Mind-Gut Connection*（《肠道·大脑·肠道菌》）中指出：胃肠道，尤其是肠道拥有自己独立的神经系统时，即便没有大脑的指令也能够独立进行判断，由此胃肠道经常被称为"第二大脑"。

胃肠道能通过循环系统和神经系统与大脑产生双向联系，从而对情绪的变化和肠道功能状态的好坏发挥重要的调节作用。

例如，人体中有一种叫作血清素的神经递质，它会影响人的情绪，一旦血清素含量不足，人体就会出现情绪不稳定或抑郁等状态。约 90% 的血清素由肠道产生，并储存在肠道内，而剩下约 10% 的血清素是在大脑中产生的。

再如，面临大型考试的时候，部分人会忽然感觉肠道不适，频繁上厕所，这就是我们"第二大脑"最真切的表现。人的情绪会影响肠道功能，负面情绪会削弱肠道功能，而正面情绪可以改善肠道状态，主动塑造正面情绪，身心将会受到指数级正面反馈，这也就是我们的大脑与胃肠道之间的"双向调节"。

要点

◇ 胃肠道是食品加工厂、净化工厂，也是免疫卫士。

◇ 胃肠道拥有自己独立的神经系统。

◇ 人类的情绪与胃肠道相互影响，肠道神经细胞作用不容小觑。

胃肠道是我们的"第二张脸"

俗话说:"人活一张脸,树活一张皮。"我们可能改变不了自己的五官,但是可以改变自己的气色。气色变好了,人也更加容光焕发。

好的肌肤和气色与胃肠道密切相关。

肠道和肌肤本就同根同源。从发生学的角度来看,肠道和肌肤是由同一个外胚层发育而来的,受精卵反复分裂,不久就会形成筒状,筒状外层形成肌肤,内层形成肠道。因此,肠道可以说是"内在的肌肤",或者说是我们的"第二张脸",二者的状态是联动的。

中医"脾胃学说"创始人,被后人誉为"金元四大家"之一的李东垣在其所著的《脾胃论》中谈到:"元气之充足,皆由脾胃之气无所伤,而后能滋养元气。"他认为,脾胃好,则气血充足,气色自然就好。

中医理论同样认为,肺与大肠相表里,肺主皮毛,肠道功能好,则肺气充足,肺气足,则卫气足,从而发挥温分肉、充皮肤、肥腠理等功效,使皮肤紧致,毛孔缩小,肌肤更加细腻。

现代医学研究指出,肠道影响肌肤的一个原因在于,肠道生产的维生素会影响肌肤状态。

肠道细菌能生产 B 族维生素和维生素 K,同时也生产与维生素 C 相关的酶。如果发生便秘、腹泻等,则有害菌增多,同时生产这些维生素的能力也会骤然降低。如果缺乏这些维生素,肌肤的脂类代谢功能就会降低,不仅容易导致皮肤粗糙、粉刺、皮疹等问题出现,而且也会减少胶原蛋白的生成,导致皮肤出现皱纹、斑点、暗沉等,加速肌肤老化。

所以，胃肠道就是我们看不见的"第二张脸"，好的胃肠道，能让您容光焕发。

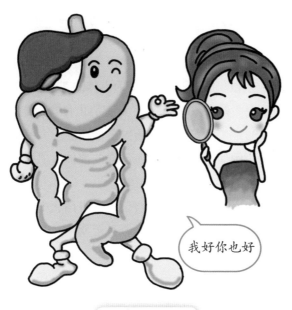

我好你也好

"第二张脸"

◇肠道和肌肤同根同源，是由同一个外胚层发育而来的。

◇气血充足，气色就好；大肠好，肌肤就更细腻。

◇肠道能产生相关的维生素及相关的酶，缺乏的话人就会"变丑"。

1.3 肠道年龄与长寿的关系

我们的人体除了生理年龄和心理年龄，其实还存在着肠道年龄。

所谓肠道年龄，可不是指我们的出生年龄。它是指一个人肠道内菌群分布变化的阶段反映，被誉为人体的"第三年龄"。

人体的肠内菌群有 1000 余种，具有消化食物、排出病原菌、合成人体必需的维生素等功能。肠内菌群还能向大脑输送让人感到愉悦的物质，例如多巴胺以及血清素的前体，值得一提的是，人体 70% 的免疫细胞都生活在肠道里。

肠内细菌可以分为三类：有益菌、有害菌、中性菌。菌群状态良好，人就会变得健康，反之，若平衡崩解，有害菌增加，将引发各种疾病。

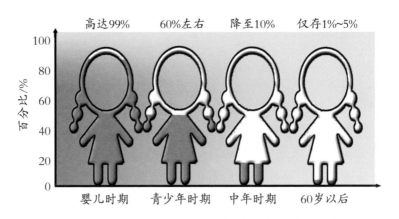

随着年龄增长，人体内益生菌占细菌总数的比例

一个健康的婴儿在肠道建立了稳定的生物屏障后，菌群分布将以双歧杆菌、乳杆菌等有益菌为主。随着年龄的不断增长，受到生活环境、生活方式、饮食作息等影响，其肠道内的菌群也会

出现相应的变化。如果有益菌不断减少，有害菌不断增加，就会导致肠道出现老化。过早老化的肠道会导致胃肠道功能紊乱，导致体内的垃圾不能及时排出体外，这会损害我们的身体健康，最终让我们未老先衰。

瑞士日内瓦大学研究团队研究发现，节食可以通过改变小鼠的肠道菌群构成，延长小鼠寿命。日本物理化学研究所对日本冲绳县和山梨县的长寿老人进行的肠道菌群研究，以及四川农业大学动物遗传育种研究所和美国阿肯色州大学联合研究团队对来自中国四川、意大利等长寿人群进行的肠道菌群研究，都证实了这一点：长寿老人的肠道菌群较健康、较年轻！

要点

◇肠道菌群对维持人体健康必不可少。

◇婴儿身体功能正常的一个原因是肠道菌群生态的平衡。

◇长寿的人，肠道年龄往往较小。

肠道年龄测试

肠道年龄自测表

症状	0分	1分	2分	3分	得分
饮食习惯	规律进食，荤素合理	规律进食，贪荤少素或喜酒	进食不规律，喜酒或多荤	进食不规律，喜酒或多荤，喜夜宵	
排便习惯	每天或隔天规律排便1~2次	轻度腹泻（每天排便2~3次）或轻度便秘（每周2次）	中度腹泻（每天排便4~5次）或中度便秘（每周1次）	重度腹泻（每天排便6次及以上）或重度便秘（每周少于1次）	
胀气	没有	进食特定食物后	偶尔，一周1~2次	几乎每天餐后都会有	
口臭	没有	轻度	中度	重度	
生活状态	佳	吸烟或面色晦暗或不锻炼	烦躁或情绪低落	焦虑、抑郁或失眠	
总分					

评判标准：

总分为0分：肠道年龄比实际年龄要小。恭喜您，您的肠道健康状态良好。

总分为1~3分：肠道年龄＝实际年龄。您在日常生活需要注意改善肠道健康状态。

总分为4~10分：肠道年龄＝实际年龄+5岁。您必须为了肠道健康而改善饮食以及注意休息。

总分为11~15分：肠道年龄＝实际年龄+10岁及以上。这意味着您需要关注和警惕肠道健康状态，应该去看医生以及寻求专业的帮助。

总分越高，提示肠道老化程度越严重，主要症状举例如下：

①胀气：总感觉肚子里有气且无法排出。肠道老化后，有害菌大量繁殖，在分解食物的同时，会产生大量气体；另外，胃肠道的活动减慢，产生的气体不能被及时排出，造成胀气。

②便秘：每周排便少于 3 次，并且排便费力。肠道老化后，胃肠道的活动减慢，大便堆积在肠道内，造成便秘。

③口臭：大便堆积在肠道内，肠道内的废气无法及时排出，会通过胃肠道逆向从口腔排出或者通过肠壁吸收进入血液，经过血液循环到肺部最后通过呼吸排出，气体扩散到鼻咽和口腔就会引起口臭。

④腹泻：排便次数明显超过平日，并且排稀便。肠道功能减退，且活动不规律，肠道对水分的吸收作用变差，从而引起腹泻。

2. 快来看看您的胃肠

我们常常惊叹于人体外在构成的精妙与美丽——肢体都是左右对称的，上下往往遵循着一定比例，比如上下身的比例、腰围与胸围的比例、小腿围与大腿围的比例等，一切都恰到好处。

那么消化系统呢？食管斜插入胃囊，胃是向右倾斜的，6~8米长的小肠弯弯绕绕，山路十八弯都要自叹不如，在大小肠的连接处还挂了一个阑尾，似乎没有什么存在感，大肠一节一节看起来更是非常单调。整个消化系统，简直就是"乏美"集合体。

但事实上，越是了解胃肠系统，就越会发现它的设计之巧妙，我们只能感叹自然创造的伟大与神奇！

食管贲门的侧面设计和与胃囊所呈的倾斜角度，能使腹部因走路、大笑等带来的压力被分散掉。即便压力再大，胃里的食物也不容易被呕出，胃酸也不容易倒流。

向右倾斜的胃一侧短一侧长，能有效分流食物，液体食物与固体食物在不同时期分别排空，二者分工，实现最大效能。

长6~8米的小肠，当然不是没事长着玩的。小肠是吸收营养的主要场所，为了尽可能多地吸收营养，小肠不仅折了又折，内壁还布满了褶皱和细小的绒毛。若将整个小肠全部展平，差不多能占地200平方米！

　　大肠的再加工功能与其拥有的免疫细胞，在肠道菌群的帮助下，不仅能继续吸收营养和相关物质，生产其他部位无法生产的各类维生素，而且可以有效抵御有害病菌，助您健康又美丽。

(2.1) 食管、贲门：让食物单向通行

食物通过口腔进入食管后，并不是直接到达我们的胃部，而是需要绕一点弯路，并且经过一道门，才能进入我们的胃。这道门是非常重要的，被称为贲门。

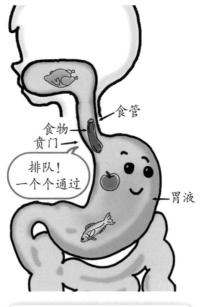

食管与贲门让食物单向通行

贲门的存在保证了食物尽可能单向地进入人体。我们平时走路迈步时，都会感到自己的腹部肌肉在绷紧，这时我们的腹部所承受的压力差不多是平时的两倍。当我们大笑或者咳嗽时，腹部承受的压力甚至会增加到平时的四倍。如果没有贲门的把守，这个压力会由下往上传给胃，使胃内压力增大，食物就会从胃内返出，导致反流或呕吐。当吞咽困难、食物反流等症状经常出现时，就要引起重视，建议到医院进行相关检查。

贲门的侧面设计也有一个作用，那就是产生胃泡。

如果您做过腹部的 X 线片，就会发现在胃的上方有一个半球形或球形的透亮影，这个透亮影就是胃泡啦。

大家都知道气体的密度比较小，经过一段时间后气体会飘到胃的顶部，从而形成胃泡。由于贲门位于胃顶部的左下方，所以在一般情况下，胃泡与贲门会有一段距离。当我们想要呃逆（也就是我们通常所说的打嗝）时，我们会先下意识地张嘴"吞下"一口气，这样可以让胃泡更加接近贲门，只要一抓到机会，胃泡就可以通过贲门，顺着食管"嗝"的一声奔向自由啦！这也是为什么向左侧躺时更容易发生呃逆。但是，如果检查时发现胃泡变大，同时还伴有消化不良、胃胀气等症状，就要提高警惕，及时寻找消化专科医生进行诊治，有可能是得了胃炎或者其他胃肠道疾病。

 要点

◇食管、贲门是单行道，勿逆行违章！

◇向左侧躺时更容易呃逆。

◇胃泡变大伴胃部不适，要及时就诊。

2.2 胃：斜挂和消化更配

胃一侧长一侧短，斜挂在右侧，还有很多褶皱。虽然胃长得不怎么好看，驼背弯腰还满脸皱纹，但是人家长成这样可是有大智慧的。

胃有两个开口，上面的开口就是我们前面说到的贲门，是食物进入胃的通道；下面的开口叫幽门，是食物离开胃的通道。当我们进食的时候，液体食物可以顺着胃右边较短的一侧直接流出幽门，固体食物则会被扔给胃较长的一侧进一步"加工"。通过这样的分工，胃的工作更加有序，可以直接进入下一环节的液体食物走了"绿色通道"，而需要进一步加工的固体食物则仍要经过"漫漫长路"。

正常成年人的胃容量约有 1.5 升，相当于三瓶矿泉水的体积，因此胃可以容纳许多食物。当然了，如果长期暴饮暴食，我们的胃也可以被撑得很大，比如日本"人气大胃王""吃播女神"木下佑香，她的胃就是正常人的 66 倍，她可以在 7 分钟内吃下 62 个巨型汉堡，更厉害的是，她能一次性吃掉 100 个寿司！但是，这是非常不可取的，大家可不要学哦！

注意啦！胃的中下部一直到幽门是胃肠道炎症、溃疡及肿瘤的好发部位，也是臭名昭著的幽门螺杆菌最喜欢生长的位置。

◇正常成年人的胃容量有限，暴饮暴食不可取。

◇胃的中下部是幽门螺杆菌最喜欢生长的位置，也是疾病的好发部位。

2.3 小肠：其实最长

别看小肠这名字似乎不太起眼，其实它是胃肠道中最长的一段，有 6~8 米，也是食物加工和吸收的主战场。因为小肠的长度实在太过惊人，所以只能在肚子里一圈圈地盘绕着。

小肠能够成为食物消化和吸收的主战场，离不开其内部超大的使用面积。小肠的全部使用面积几乎是我们体表皮肤的 100 倍。听上去是不是非常不可思议？这个奇迹是如何产生的？

如果把小肠放到显微镜下面，我们会发现小肠里面有很多褶皱，这些褶皱创造的使用面积相当于把小肠延长到 18 米。不仅如此，小肠褶皱中还有许多细小的绒毛，每平方毫米就有 30 根左右，并且这些绒毛上又长了绒毛（微绒毛），这些绒毛又大大增加了小肠的吸收面积。把这些褶皱、绒毛、微绒毛全部展开抻平，那整个小肠差不多能达到 200 平方米，相当于一套四室两厅的房子，堪称"肠中豪宅"！

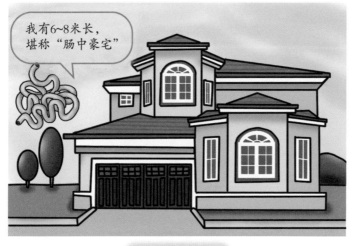

"肠中豪宅"

为什么小肠需要这么大的面积呢?

消化系统的根本原则是：最大化"自己人"，最小化"外来者"。为了最大化吸收营养，小肠一方面靠环形肌分节运动和消化液来消化食物；另一方面以最大的接触面积，无孔不入地接触和吸收营养。当食物离开小肠时，消化已基本完成。

◇小肠是胃肠道中最长的一段。

◇小肠褶皱创造的面积相当于把小肠吸收面积扩大了。

◇小肠具有消化和吸收的功能，是吸收营养的主战场。

大肠：热闹的微生物世界和免疫担当

食物经过胃的粗加工、小肠的细加工和吸收后，就进入了大肠，它将在大肠经历约 16 小时后排出体外。

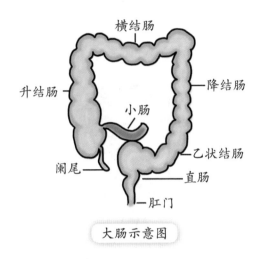

大肠示意图

食物在大肠里还有什么处理工序呢？

如果没有大肠，有一部分营养物质就会白白流失，比如像钙这样的重要矿物质，只有在这里才能被充分吸收。并且，人体所必需的 B 族维生素、维生素 K，以及与维生素 C 相关的酶，主要是由大肠中的菌群生产的，并在大肠中被人体吸收。

大肠中是一个热闹的微生物世界，约有 1000 种细菌，约有 1000 万亿个细菌在这里生活繁衍。它们相互争夺生存空间，并且为了维持自己的生存环境，还会帮助宿主消化食物、生产宿主必需的维生素等。这些营养物质对我们的身体健康至关重要，比如可以改善凝血功能，让我们的肌肤状态变得更好等等。

在这些细菌中，对我们帮助最大的是有益菌，它们通过各种方式，协助大肠壁的免疫细胞驱逐或杀死致病菌。有益菌以水溶性膳食纤维为食，即我们所说的益生元。而不溶于水的膳食纤维则可以刺激肠道蠕动，帮助带走肠道垃圾和病菌，也为有益菌创造更好的生存环境。所以，平时多摄入膳食纤维，真的很健康哟！

大肠另外的两个重要功能是"烘干"食物残渣和调节盐分。食物残渣中差不多有 1 升的水分都是在这里被吸收的。大肠的奇妙之处在于，正常的大肠吸收的水分和盐分总是恰到好处，既保证让大便软硬适中利于排出，又尽最大可能将多余的盐分排出体外。

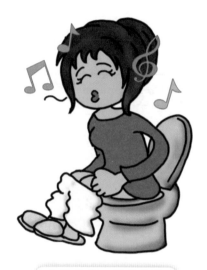

大肠健康，排便轻松

◇ 大肠是人体吸收钙的场所，也是合成和吸收 B 族维生素、
  维生素 K 的场所。
◇ 多摄入膳食纤维有助于排便和增殖有益菌。
◇ 大肠可以调节人体水分和盐分的平衡。

3. 胃肠道的屏障功能

　　我们刚刚随着食物一起享受了一趟"胃肠之旅"，那么无处不在的病毒、有害细菌、寄生虫等大量病原体是不是也可以通过胃肠道进入人体呢？答案是肯定的。为什么我们没有马上发生疾病呢？

　　其实，我们的胃肠道不只有消化吸收功能，它还有着非常强大而复杂的免疫防御功能。胃肠道能在消化吸收食物营养的同时，将从外部侵入的病原微生物、异物及人体内由变异引起的癌细胞、衰老细胞等排出体外，以保持人体健康。

　　胃肠道的免疫防御屏障主要包括化学屏障、机械屏障、生物屏障和免疫屏障。

　　化学屏障包括胃酸、消化液和其所含的消化酶，主要通过各类化学物质杀死病原微生物。

　　机械屏障中发挥主要作用的是肠黏膜，它是由黏膜上皮细胞、细胞间的紧密连接蛋白等结构构成，主要通过蠕动等动作将异物、病原微生物等排出体外。

　　生物屏障的来源是胃肠道内的菌群，主要通过细菌来对付细菌，以杀死、驱逐病原微生物。

　　免疫屏障由肠相关的免疫细胞所构成，主要通过免疫细胞的吞噬作用，以及分泌免疫球蛋白，产生保护性抗体，从而对抗病原微生物的侵袭。

　　四大屏障各有所长，相互配合，才确保了我们人类在这个"危险"的胃肠道世界得以安然无恙。

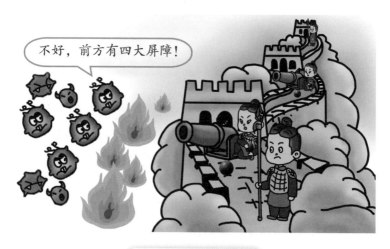

胃肠道的四大屏障

3.1 化学屏障：不能吸收，那就驱逐

胃肠道中的化学屏障主要包括胃酸、消化液和其所含的消化酶。

胃酸是由胃壁细胞分泌的，正常人每天分泌 1.5~2.5 升胃酸。胃内的高酸环境具有杀灭细菌、维持微生态平衡、降低感染的发生率等作用。胃酸中含有的胃蛋白酶，只在酸性环境中具有活性，具有分解蛋白质的作用。

消化液包括唾液、胰液、胆汁、小肠液，以及各种消化酶。

唾液，一种稀薄无色的液体，俗称口水。其主要成分是水，其余成分包括含有钠、钾、钙、氯、硫等离子的盐类，以及淀粉酶、溶菌酶、黏蛋白等物质，具有消化食物和杀灭细菌的功能。

胰液由胰腺分泌，是一种碱性液体，人体每天分泌 1~1.5 升胰液供机体使用。胰液中含有碳酸氢盐、胰淀粉酶、胰脂肪酶以及

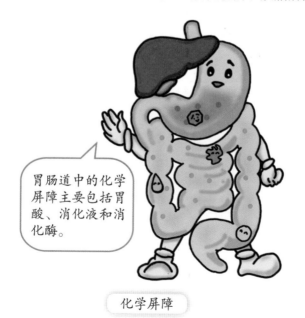

胃肠道中的化学屏障主要包括胃酸、消化液和消化酶。

化学屏障

蛋白水解酶等物质。其中，碳酸氢盐可以中和由胃进入十二指肠的胃酸，保护肠黏膜，避免其受强酸的侵蚀。其他各种酶则负责消化食物，促进消化器官运动。

小肠液主要由肠腺细胞分泌，成年人每天分泌 1~3 升。小肠液中含有电解质、黏液、免疫球蛋白、肠激酶以及小肠淀粉酶等物质，这些物质能帮助消化吸收食物中的蛋白、脂肪、淀粉等营养物质，保护肠黏膜免受损伤。同时，其分泌的免疫球蛋白能抵抗肠腔中的有害物质。

◇化学屏障凭借 3 个手段发挥免疫作用。

（1）杀灭细菌。如唾液、胃酸等。

（2）中和胃酸。碳酸氢盐中和强酸，可以避免自己侵蚀自己。

（3）吸收营养。消化液有助于各类营养物质的吸收。

机械屏障：构建城墙，抵御外侵

　　肠黏膜的机械屏障就是我们的肠道上皮细胞，它们的细胞排列十分紧密，使细胞之间无缝连接，组成像城墙一样的防御工事。肠道上皮细胞不但可以维持肠道的正常运作，还能参与免疫传递和肿瘤抑制等调控工作，除此之外，胃肠道的蠕动对于人体来说也是一种很好的保护功能。

　　胃肠道蠕动功能，能促进消化和吸收，在运送食物的同时将食物残渣连同异物、部分病菌一起排出体外。残渣中无法消化的膳食纤维有利于刺激肠道蠕动，帮助清洁肠道。不仅如此，膳食纤维还可以保护胃肠机械屏障的完整性，保护机体免受伤害。

　　我们平时可能会遇见路边草丛有一只小猫或者小狗在吃青草，吃了之后就会呕吐。很多人不明白为什么小动物要这样故意让自己呕吐。其实，呕吐是胃肠道的免疫防御反应，当我们摄入不卫生或者自己身体不适应的食物时，胃肠道会受到刺激，胃肠道黏膜内的神经就会传递给呕吐反射中心，呕吐反射中心则会发出相应的胃肠蠕动指令给胃黏膜，胃黏膜将加速及加剧蠕动，形成呕吐反应，将食物吐出体外。

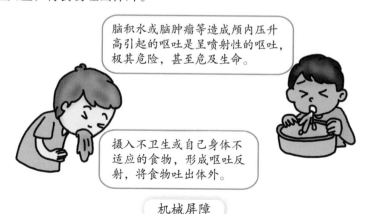

脑积水或脑肿瘤等造成颅内压升高引起的呕吐是呈喷射性的呕吐，极其危险，甚至危及生命。

摄入不卫生或自己身体不适应的食物，形成呕吐反射，将食物吐出体外。

机械屏障

　　但是一定要注意，并不是所有的呕吐都是胃肠道的保护反应，如眩晕造成的呕吐，又比如由脑积水或脑肿瘤等造成颅内压增高而出现喷射性呕吐等，这些情况都是极其危险的，甚至可能危及人的生命。所以医生建议，不管是何种原因造成的呕吐，都建议到医院咨询专业医生的意见。

　◇胃肠机械屏障可以有效阻挡病原微生物入侵。

　◇肠道蠕动可以清洁肠道。

生物屏障：多种多样，平衡和谐

胃肠道生物屏障的来源是胃肠道内数量庞大、种类多样的菌群。

以色列的一项研究发现，20~30 岁、体重 70 公斤、身高 170 厘米的成年男性的结肠中有近千种细菌，总数约 10^{14}（100 万亿）个。肠道是人体细菌数量最多的地方，比第二位的皮肤细菌数量多 100 倍。这项结果也被德国的一项研究证实，该项研究发表在世界三大顶级学术期刊之一的 *Nature*（《自然》）上。

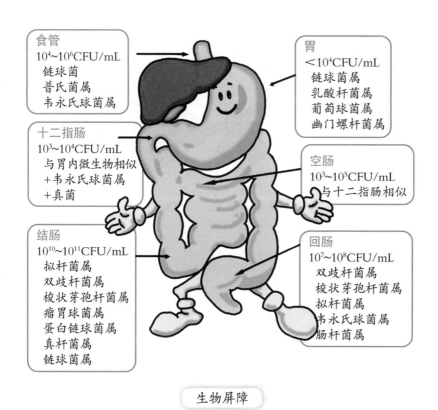

食管
10^4~10^6CFU/mL
链球菌
普氏菌属
韦永氏球菌属

胃
<10^4CFU/mL
链球菌属
乳酸杆菌属
葡萄球菌属
幽门螺杆菌属

十二指肠
10^3~10^4CFU/mL
与胃内微生物相似
+韦永氏球菌属
+真菌

空肠
10^3~10^5CFU/mL
与十二指肠相似

结肠
10^{10}~10^{11}CFU/mL
拟杆菌属
双歧杆菌属
梭状芽孢杆菌属
瘤胃球菌属
蛋白链球菌属
真杆菌属
链球菌属

回肠
10^7~10^8CFU/mL
双歧杆菌属
梭状芽孢杆菌属
拟杆菌属
韦永氏球菌属
肠杆菌属

生物屏障

人体肠道内 99% 以上的微生物都是细菌。根据肠道细菌对人体健康的作用，可以将它们分为有益菌、条件致病菌和病原菌。有益菌参与有害物质的分解与代谢，以及维生素和矿物质的合成与吸收，并且可以阻挡有害菌的进攻等，是人体健康必不可少的微生物。条件致病菌，顾名思义就是平时无害，但是在一定条件下，比如机体免疫力下降时，就可以致病的细菌，如大肠杆菌。病原菌是一种有害菌，可以引起机体感染，如痢疾杆菌、沙门氏菌。病原菌数量一旦失控，大量生长繁殖，就会引发多种疾病。

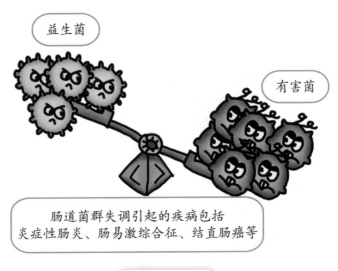

益生菌

有害菌

肠道菌群失调引起的疾病包括
炎症性肠炎、肠易激综合征、结直肠癌等

肠道菌群失调

肠道菌群是人类遗传和代谢多样性的一种体现，是"人类第二基因组"，对人体消化系统、免疫系统、中枢神经系统的调节以及情绪和认知能力的调节都至关重要。正是因为有这样多姿多彩的菌群的存在，胃肠道内的菌群才形成了一个相互依赖、相互作用、相互制约的微生态环境，与我们的身体形成了一种"互惠互利"的共生关系。一旦肠道菌群的平衡被破坏，有害菌就会攻击我们的身体，各种疾病也会随之发生，这些疾病包括炎症性肠炎、肠易激综合征、结直肠癌等，也包括阿尔茨海默病、肥胖、糖尿病、慢性疲劳综合征等疾病。

◇生物屏障源于数量庞大、种类多样的菌群。
◇人体内的细菌可分为有益菌、条件致病菌和病原菌。
◇肠道菌群的平衡被破坏，各种疾病也会随之而来。

3.4 免疫屏障：生化武器，防病抗癌

　　我们的胃肠道之所以可以抵御病原体的侵袭，那是因为还有一个重要的屏障——免疫屏障。免疫屏障主要通过肠上皮细胞、肠上皮内淋巴细胞、固有层淋巴细胞、派尔集合淋巴结、肠系膜淋巴结以及肠道浆细胞分泌型免疫球蛋白等发挥作用。

　　进入胃肠道的病原体，会被免疫细胞当场抓获并吞掉，同时抗原通过激活人体内的免疫系统，分泌免疫球蛋白，产生保护性的抗体，下次免疫系统再碰到这种抗原就驾轻就熟了。这一免疫过程被称为获得性免疫。与出生时就获得的自然免疫不同，获得性免疫是出生后通过感染各种抗原而促使身体产生的免疫力，所以，过于追求"无菌环境"在一定程度上会削弱免疫力，引发过敏或其他免疫系统疾病。有"洁癖"在生活中可能是一件好事，但是对免疫系统而言就未必如此，适当接触细菌，可以丰富体内细菌种类，令免疫系统更为"强大"和"智能"。

　　免疫细胞不仅能消灭侵入人体的有害物质，还可以对体内产生的癌细胞有一定的免疫力。虽然人体对癌细胞的防御能力并不强，但是派尔集合淋巴结却有着间接消灭癌细胞的作用。

　　人体全身约 70% 的免疫细胞都在肠道内产生，其中大部分免疫细胞集中在大肠黏膜，在遇到病原体或某些肠内细菌时，免疫细胞可以被激活，并发挥防御作用。另外，小部分的免疫细胞会受心理因素的影响，所以保持心情愉快，也可以增强机体免疫力哦！

◇免疫细胞不仅能消灭病原体，还能间接消灭癌细胞。
◇过于无菌的环境会使人体免疫力低下。
◇保持肠内细菌种类丰富和心情愉快，可以增强机体免疫力。

4. 胃肠的远亲近邻

如果说四大屏障给胃肠提供了安全保障，那么诸多远亲近邻的帮助则确保了胃肠能够顺利完成各项生理活动。大家相辅相成、和平共处，保障人体工厂有序运作。

口腔是食物进入人体的大门，这里有全身上下最有力量的肌肉——咬肌；最运动自如的横纹肌——舌头；人体能合成的最坚硬的材料——牙釉质；人体消化杀菌的第一关——唾液；以及感知力最丰富的感受器——味蕾。

咽部是食物与空气的分水岭，当我们进食的时候，食物能准确地进入食管而不是闯入鼻腔和气管，主要就是靠咽部来调控。

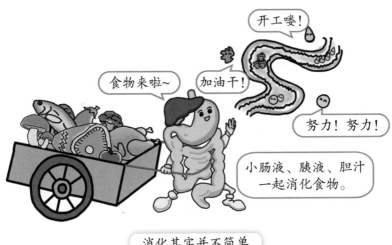

消化其实并不简单

　　肝脏就是一个巨大的化工厂，可以制造多种对身体有用的物质，还可以贮存能量，并且可以对有毒物质进行分解。

　　胆囊是胆汁的中转站，其与肝脏相辅相成，共同作用，可以储存、浓缩胆汁，还可以分泌黏液保护胆道以防胆汁侵蚀。

　　小小的胰腺非常关键，不但能分泌胰液帮助消化蛋白质、碳水化合物、脂肪和糖，更关键的是，它可以调控人体的血糖，1 型糖尿病的发病原因就在于胰岛素分泌量的绝对不足。

口腔：带您开启生活酸苦甘辛咸之旅

我们人类牙齿的咬合力可以高达 80 公斤，相当于一个成年男子的体重，与之相配合的是最有力量的咬肌和最坚硬的牙釉质，它们可以将所有食物处理成细小颗粒。

舌头负责总调度，能将所有食物送到臼齿上咀嚼，也能将完成咀嚼的食物糊糊送到咽喉部。由于舌头的灵活性，即便小块食物卡到口腔角落，舌头也能将其清理出来。

舌头上有许多乳头状凸起叫味蕾，是我们感知食物味道的主要工具。成年人约有 3000 个味蕾，青少年时期最多，其后随着年龄增长逐渐减少，味觉灵敏度也随之下降。这也就是为什么年龄越大的人口味越重。

舌头的不同部位负责不同的味道，舌尖前部主要对甜味和辣味敏感；舌尖边缘主要对咸味敏感；舌腹两侧主要对酸味敏感；舌根主要对苦味敏感，所以当我们吃苦味药的时候通常将其放在舌尖上，避开舌根，这样它的苦感较小。

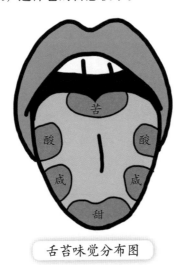

舌苔味觉分布图

　　舌头的颜色和质地也可以反映身体的健康情况，尤其是反映我们的消化系统是否正常。舌诊作为中医望诊的重要组成部分，在疾病的诊断中起着非常重要的作用。正常人的舌苔应该是颜色红活鲜明，舌苔薄白润泽、颗粒均匀、干湿适中、不黏不腻的。

　　唾液是一种消化液，正常人每天分泌 1~1.5 升唾液。唾液具有杀菌作用，它含有细菌的死敌——溶菌酶，可以杀死混杂在食物中的细菌，保护我们的健康。

　　除此之外，唾液还有加工食物和润滑食物的作用。唾液中含有淀粉酶，可以将食物里面的淀粉分解成麦芽糖，而麦芽糖相对于淀粉会更容易被人体吸收利用。平时我们吃米饭久嚼不咽就会感到甜味，就是淀粉在口腔里被分解为麦芽糖的缘故。唾液对食物的润滑作用在方便我们吞咽的同时，也可以防止胃肠道被食物损伤。

要点

◇人类牙齿的咬合力可以高达 80 公斤，相当于一个成年男子的体重。

◇成年人约有 3000 个味蕾，年龄越大的人，味觉退化，口味越重。

◇唾液可以杀菌、加工食物、润滑食物。

咽喉：食物与空气的分水岭

咽喉主要有三个重要的功能。

（1）吞咽功能。虽然在我们平时看来，吞咽是一个非常简单的动作，但却包含着复杂的过程。食物到达咽部时，我们的软腭上举，关闭通往鼻腔的道路，舌根隆起，通过咽缩肌收缩，使得食物向下移动，在食物经过咽腔的一瞬间，我们的呼吸是停止的。

（2）呼吸功能。正常呼吸时，空气会经过鼻部和咽部，当鼻子无法进行正常呼吸时，我们会通过张嘴呼吸，来满足身体活动的需要。除此之外，咽喉还可以对空气进行加温、湿润，以减少空气带来的刺激。

（3）保护和防御功能。咽部的特殊运动对机体起着重要的保护作用，在吞咽食物和呕出胃内容物时，咽部会暂时关闭与鼻腔之间的通路，从而防止食物反流入鼻腔或吸入气管。如果有异物进入咽部，为了阻止异物继续下行，我们咽部的咽肌会收缩，从而发生呕吐，将异物吐出，这是我们人体常见的一种自我保护反应。

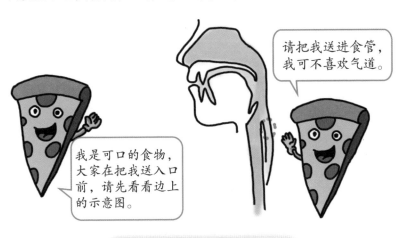

咽喉是食物与空气的分水岭

　　《重楼玉钥》中就提到："咽者咽也，主通利水谷，为胃之所系，乃胃气之通道也。"食物通过咽喉，下经食管入胃，经过胃肠消化、吸收、排泄。若脾胃运化失权，则出现中焦气机失调；如胃气不降则吞咽不利，以致嗳气、反酸、呃逆；若脾胃有热、腑气不通，上冲咽喉，则出现咽喉肿痛的症状。故有"咽喉为脾胃之候"之说，不论从经络以及气机角度，中医各家都指明了咽喉和脾胃的重要关系。

◇当食物经过咽喉的一瞬间，我们的呼吸是停止的。

◇当鼻子无法呼吸时，咽喉也能满足呼吸的需要。

◇咽喉的闭气和呕吐是身体的保护和防御反应。

肝脏：人体内唯一可再生的实质性脏器

肝脏是人体内最大的实质性脏器，正常成人的肝脏平均重量可达 1.5 公斤，相当于 30 个鸡蛋的重量。

肝脏是我们人体唯一能够再生的实质性脏器。如果人类切除 60%~65% 的肝脏，3~6 个月后，就可以长回原来的大小。

肝脏主要有五个重要功能。

（1）分泌胆汁。肝脏每天可以合成约 300~700 毫升的胆汁，储存于胆囊供消化使用。胆汁本身无法起到消化作用，但可以促进脂肪乳化，有利于脂肪的消化和吸收。

（2）转化功能。肝脏有着重要的转化营养的功能，我们所食用的动物蛋白或植物蛋白，都需要经过肝脏的加工才能成为人体可以吸收利用的蛋白质。

（3）储存功能。肝脏是勤俭持家的代表，当我们有用不完的热量和脂肪时，肝脏会将其储存起来，以备不时之需。

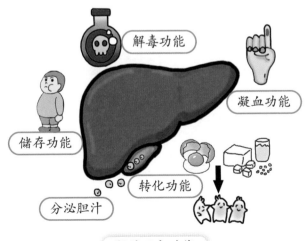

肝脏五大功能

（4）解毒功能。我们的人体就像一台不停运转的大机器，在此过程中会不断的产生有毒物质，如果这些有毒物质留在人体内就会损害身体健康。这时，肝脏将发挥解毒功能，将有害物质转化为无毒的或溶解度大的物质，并随胆汁或尿液排出体外。

（5）凝血功能。在胎儿时期肝脏为主要的造血器官，到成人时造血功能由骨髓取代，肝脏暂停造血。但在某些病理情况下，其造血功能会恢复。另外，几乎所有的凝血因子都由肝脏制造，因此肝功能衰竭者常有严重的出血倾向。

"肝主藏血，主疏泄，开窍于目，肝与胆互为表里，有贮藏和调节血液的功能。"《素问·五脏生成》："肝之合筋也，其荣爪也。"肝又为将军之官，主谋略。肝主疏泄，具有疏通、舒畅、调达全身气机的作用；同时，肝也与情志思虑有密切关系。古人云："七情之病，必由肝起。"正所谓"肝胆相照"，肝与胆互为表里，胆汁为肝气之余，只有肝脏疏泄正常，胆汁才能正常地分泌和排泄。不仅如此，肝也是维持气血运行、贮藏血液的重要场所，故有"肝主血液"之说。

要点

◇肝脏是人体内最大的实质性脏器。

◇肝脏承担着分泌胆汁、转化营养、储存脂肪、解毒、凝血功能。

◇中医认为肝脏有贮藏和调节血液的功能。

4.4 胆囊：胆汁的客栈

胆囊和肝脏就是一对"肝胆相照"的好兄弟。胆囊位于肝脏的后方，长得就像一个小袋子，容积为 40~70 毫升，和一个鸡蛋差不多大小。食物进入十二指肠后，通过激活一系列的激素和神经信号，引起胆囊收缩，使胆囊中的胆汁通过十二指肠乳头排入十二指肠腔，参与消化。

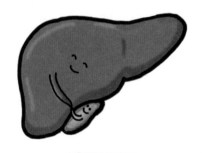

肝胆相照

胆囊可以储存胆汁。当我们不吃东西时，由于没有食物需要加工，胆囊就会将胆汁储存起来。进食后，有食物需要加工时，再将胆汁排出，帮助消化，所以胆囊被形象地称为"胆汁的客栈"。正常来说，大概在进食脂质食物半小时以后，胆囊就排空了。

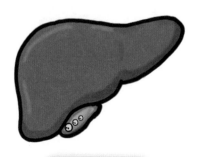

胆囊储存胆汁

胆囊可以浓缩胆汁。由肝脏合成的胆汁是金黄色的碱性液体，大部分是水和无用成分，经过胆囊的加工，胆汁中的有效成分会被保留，胆汁的颜色也会逐渐变成墨绿色。

由于浓缩的胆汁呈弱酸性，对人体来说具有刺激性，会腐蚀胆道黏膜。因此，胆囊黏膜每天会分泌约 20 毫升黏液来保护胆道自身。

胆为六腑之首，又称为奇恒之腑，因为它的解剖形态与"腑"相似，但又发挥"脏"的贮藏功能。《黄帝内经》记载："凡十一脏取决于胆也"，强调了胆腑在脏腑活动中的重要性，胆藏精汁，清而不浊，《内经》称为"中精之腑"，胆气靠"肝气有余"而化生，具有助脾胃，促进饮食消化的作用。胆汁是保持脾胃消化功能正常的重要条件。

要点

◇胆囊与肝脏相辅相成，可以储存、浓缩胆汁。

◇中医认为胆汁有助脾胃、促进饮食消化的功能。

胰腺：消化的幕后功臣和调控血糖的关键

在我们身体的深处有一个和胃相邻的、非常不显眼的小器官——胰腺。胰腺是一个略显狭长的腺体，虽然小，但它也是人体中极其重要的器官。

胰腺每天可以分泌 1.1~1.5 升胰液，胰液包含很多成分，如胰蛋白酶原、脂肪酶、淀粉酶等。胰腺分泌出的胰液经过胰腺管进入十二指肠，在十二指肠发挥消化蛋白质、碳水化合物、脂肪和糖的作用。

胰腺与我们体内的糖代谢息息相关，其分泌的胰岛素、胰高血糖素等可以调控人体的血糖。有一部分糖尿病患者，就是由于先天性的胰岛素分泌不足或者缺失，导致血糖水平快速升高，需要额外补充胰岛素才能维持体内正常的血糖水平。

胰腺虽然不起眼，但是一旦胰腺发炎就可能要人命。急性胰腺炎是很常见的一种疾病，不加以重视可能会危及生命。暴饮暴食就是诱发急性胰腺炎的一大因素。因此，为了我们的身体健康，无论何时都要适度饮食，避免饿到前胸贴后背或者撑到扶墙。

在中医五行学说中，土为万物之母，有生化、长养万物之特性，胰脏有分泌津液，调节气血及促进消化和新陈代谢的功能，有土的特性，五行应归属土。这充分说明了胰脏有和大地一样供养万物的功能，在食物的加工、保持肠道的通畅中起着重要的作用。

◇胰腺分泌的胰液有消化蛋白质、碳水化合物、脂肪和糖的作用。
◇胰腺与糖代谢息息相关，可以调控人体的血糖。
◇急性胰腺炎可能危及生命，暴饮暴食是主要诱因。

5. 中医述"胃肠"

　　中医通过望舌头、问饮食生活起居、诊脉、问大小便了解患者的情况，并以此开具处方。您是不是觉得中医不用看具体位置病变，不用知道胃肠道的内部结构？

　　错！

　　知道最早的病理解剖实例在哪个国家吗？就在中国！

　　胃容易被幽门螺杆菌侵袭，您以为幽门这个概念是现代才有的吗？其实不然。早在战国时期扁鹊的著述中已有提及。

　　古时我们的祖先通过解剖，不仅对脏腑位置了如指掌，对其大小、容量等均有明确记载，"解剖""贲门""幽门"等医学名词从古时沿用至今。

　　其实，我国古代医学典籍中更多的是用"脾胃"这个概念。就生理和病理的角度而言，中医所讲的"脾胃"包括了整个消化系统，当然最主要的是指胃肠功能。人出生后，所有的生命活动都有赖于后天脾胃运化水谷精微，"脾胃乃后天之本"。金代名医李东垣就明确提出了"内伤脾胃，百病由生"。从五行学说而论，脾胃属"土"，而中国历来具有"重土"思想。那么古代中医又是怎么看待脾胃的？

5.1 脾胃之"动""静"说

"脾胃"是什么？脾主升清，胃主降浊，脾胃是中焦气机升降的枢纽，也是运化水谷精微的重要脏腑，所以中医常把"脾"和"胃"放在一起来讲。"脾胃"的概念是动中有静，动静结合。

（1）脾胃之"静"。解剖不是西医的专属，中医所说的"脾胃"虽泛指脾胃病，但古人在脏腑位置与大小方面亦有丰富的描述。

早在两千多年前，中国最早的医学典籍、中医学四大经典著作之一的《黄帝内经》就有"其死解剖而视之"的记载。"解剖"这个词也是从那时候沿用至今的。

我们先人的智慧不仅仅在于描述，还有解剖的具体尺寸呢！在《黄帝内经》其中一篇《灵枢·经水》中记载："咽门……至胃长一尺六寸"；小肠的长度为"三丈二尺"；回肠的长度为"二丈一尺"等，都和我们现在教科书上的数据很接近。

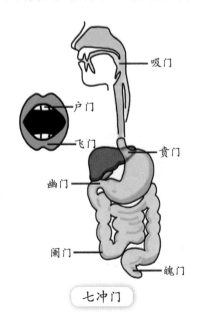

七冲门

不仅有尺寸还有胃肠道容量的记载，如《灵枢·平人绝谷》中"小肠……受谷二斗四升，水六升三合合之大半"等。

与《黄帝内经》齐名的另一部经典著作《难经》就在《四十四难》中提出：吃下的东西排出体外，需要经过七个关卡，也就是"七冲门"，其中就包括了贲门和幽门这两个词。可见中医对解剖也是了如指掌。

（2）脾胃之"动"。中医眼中的"脾胃"是功能之概括，包含"脾"、"胃"、"大肠"、"小肠"脏腑功能。其相关疾病归属于"脾胃病"范畴，而并不是单单指某一具体的解剖位置。

智慧的古代医者们认为：气是一种极其细微的物质，是构成世界的物质本原。人体之气源源不断地运动，流行于全身，内至五脏六腑，外达筋骨皮毛，推动和维持着人体的各种生理活动。

《关尹子·二柱》中说："先想乎一元之气，具乎一物"。宇宙开始形成时，天地不分，浑然一体，由气的运动变化而生万物。人体始生，源于父母之精气，合而成形，产生人体的生命活动。《黄帝内经》根据"精气学说"理论提出"气一元论"，并指出气是人体生命活动的总根源。

中医可以根据气的状态来判断健康与疾病，指导诊断与治疗。"有胃气则生，无胃气则死"，胃气的运动一旦停止就意味着生命活动的终止，可见胃气对生命的重要性。

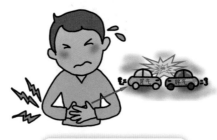

内伤脾胃，百病由生

除了胃气，脾有脾的气，肠道也有肠道的气。胃气主要走的是下降线路，脾气主要走的是上升线路。人体就像纵横交错的道路，气就是双向行驶的汽车，汽车如果没有按照交通规则行驶，交通就会堵塞，道路就会瘫痪。这就是为什么"内伤脾胃，百病由生"。

中医的胃肠道认知不仅仅在于解剖理论，更在于在解剖的基础上一种功能的动态过程，动静不停，阴阳相辅。

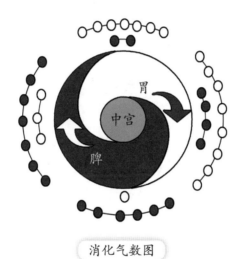

消化气数图

5.2 历代名家说"脾胃"

《黄帝内经》

"脾者土也，治中央，常以四时长四藏……脾藏者常著胃土之精也，土者生万物而法天地，故上下至头足，不得主时也。"

脾脏属土，在五行的方位中属于中央，只有中央的沃土保护得好，才能种出最茂盛的大树。

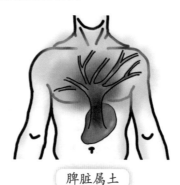

脾脏属土

《脾胃论》

"脾无正行，于四季之末各旺一十八日，以生四脏。"

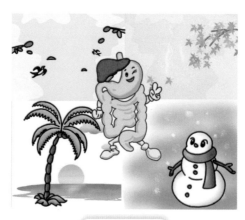

脾胃与四季

中医"脾胃学说"创始人、金代名医李东垣就曾表示"人以胃气为本"的思想,这也是其所著的《脾胃论》的思想基础。他认为脾胃与时节有着密切的关系,日常生活中对脾胃的调护,要顺应四季变化,才能做到事半功倍。比如夏季和秋季的交界之际,古人称为长夏,此时是保护脾胃的绝佳时候,需要多吃黄色的食物,如番薯、小米、南瓜等。

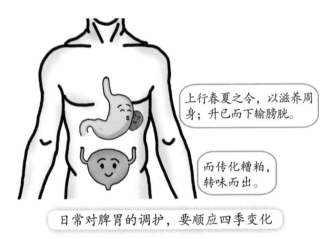

上行春夏之令,以滋养周身;升已而下输膀胱。

而传化糟粕,转味而出。

日常对脾胃的调护,要顺应四季变化

此外,李东垣提出,真气亦是元气,为人的先天精气,只有胃气才能够滋润濡养真气。这就是告诉我们顾护脾胃,就如同保护我们的元气一样重要。他从饮食有节、顺应四时、起居当慎、劳逸适度、淡泊情志、医药无伤等方面分别阐述了顾护脾胃的方法。

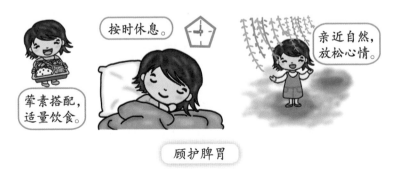

荤素搭配,适量饮食。

按时休息。

亲近自然,放松心情。

顾护脾胃

《千金方》

被后人尊称为"药王"的唐代医药学家孙思邈在《千金方》中也有关于脾胃养生的论述。如春季饮食应"省酸增甘，以养脾气"，和"五脏不足，求于胃"。

孙思邈是位长寿的医者，日常非常重视疾病的预防，也就是"治未病"。据《太平广记·卷第二百一十八·医一·孙思邈》中记载他"以永淳初卒"，也就是说他的寿命高达142岁，被誉为"神仙中人"。

孙思邈在平时的养生调理方面非常注重脾胃的调养，他持有"食能排邪安脏腑""食不欲杂"的观点，《千金方》中专门设置了"食治"篇幅来讲述果实蔬菜等食物的药用，指出可通过食物调理脾胃达到治疗脏腑疾病的目的。

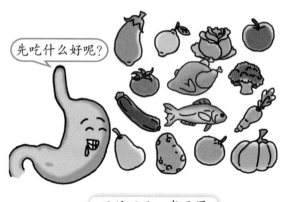

先吃什么好呢？

五脏不足，求于胃

《小儿药证直诀》

被《四库全书总目提要》誉为"幼科冠绝一代"的宋代著名儿科医学家钱乙，以擅长脏腑辨证著称。在其所著的《小儿药证直诀》中，他提出小孩"易虚易实"，脾虚不受寒湿，服寒则生冷，服温则生热，当识此勿误也"。特别强调了调治脾胃对小儿健康的重要性。小儿的脾胃脏腑柔弱，孩子常常出现的慢惊、发搐、壮热、腹胀、黄病、虚赢、弄舌等多种疾病都是因为没有护理好脾胃。

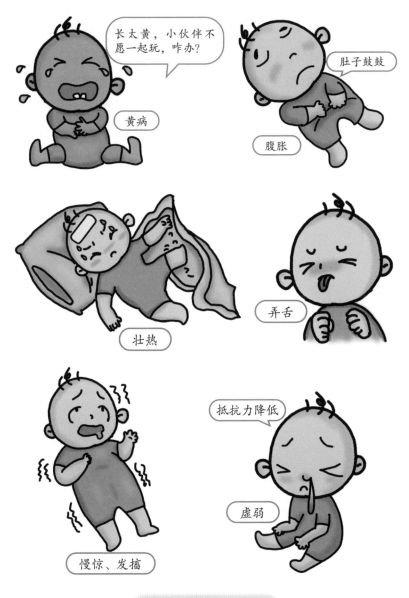

小儿脾胃失调的表现

《脏腑虚实标本用药式》

金元时期中医易水学派创始人张元素很注重"养胃气"，他特别强调脾胃在五脏六腑中的地位和调养脾胃的重要性。

在具体的治疗方法上，张元素根据脾喜温运、胃喜润降的特点，在其所著的《脏腑虚实标本用药式》里确立了治脾宜守、宜补、宜升；治胃宜和、宜攻、宜降的治疗原则。比如说胃肠道不好的人建议少食多餐，多吃松软的食物，要注重进补和调养。

6. 气与胃肠道和脾胃病

　　古人通过体会呼吸吐纳和观察活动时汗出情况，发现了人体的"气"也和空气中的"气"一样有运动、有作用。随着认识的慢慢深入，古人对人体之气的来源、功能、运动规律和形式以及与各个器官的关系有了较系统的认识。中医总结了气是生命的本源物质，气运行不息，推动和调控着人体的新陈代谢，维系着人体的生命进程。气的运动停止，则意味着生命的终止。

　　但是很多时候的"气"我们是怎么感觉出来的呢？其实也不难，比如突发性耳聋的患者治愈了，他的感觉是会有气从里面往外喷，然后堵的地方就慢慢通了，听力就恢复了。这就是一种气。

　　那我们再看看"气"和胃肠道的联系。胃肠道中的益生菌协助脾胃发挥升降枢纽的功能，堪称"枢纽交警"；其能帮助脾胃吸收水谷精微，源源不断地补充我们人体宗气的来源；亦可以调节人体气机，缓解人体的疾病状态，如平稳血压、增强机体抗病能力等。

6.1 "气"的概念

庄子论："人生所赖，唯气而已。气聚则生，气散则死。"气的运动不息，人体的生命才能得到维系，若气的运动停息，则意味着生命走向了尽头。

父母给予我们的先天之气，我们出生就带着，它的好坏取决于父母体质的好坏，先天之气就像基因一般遗传给下一代，类似于出厂设置，我们无法改变。

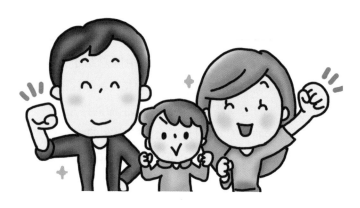

买一样的车，有些人开 5 年车就坏了，有些人可以开 15 年甚至更久，人亦如此。这是因为有些人往往更注重保养我们的另一种气——后天之气。这个"气"大部分是通过饮食及调养来营造的，我们吃下去的食物和水在中医师的眼中也是有气的存在的，我们摄入的是水谷精气，这些通过肾、脾胃和肺等脏腑复杂而精细的作用转化成我们自己的后天之气，这就是为什么脾胃是"后天之本"的原因。老人们常说的气虚要补气，补的也是我们的后天之气。同时，我们后天之气还有摄入大自然的氧气、光等自然界的气。当然如果我们吸入了空气中心雾霾，那对我们的后天之气也会有影响。

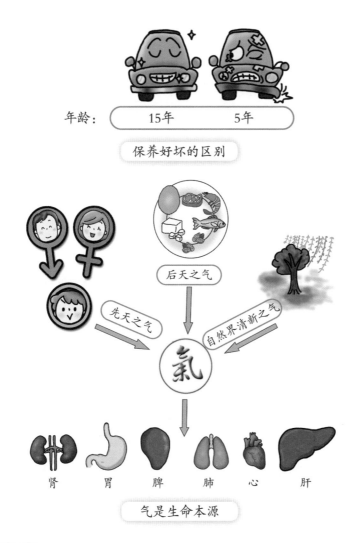

年龄： 15年　　5年

保养好坏的区别

后天之气

先天之气

自然界清新之气

气

肾　胃　脾　肺　心　肝

气是生命本源

要点

◇气是生命的本源物质。

◇从父母那遗传获得的是我们的先天之气，人体呼吸、消化
吸收的精微物质是后天之气，先天与后天相互滋生。

"气"的分类

中医所说之气可分为："元气""宗气""营气""卫气"等。

元气

《难经》中又将元气称为"原气"，代表着人体最根本、最重要的气，是人生命活动的原动力，决定着生命的全部。

宗气

《灵枢·五味》中又将"宗气"称为"气海"，又名"膻中"。

可能直接说宗气您有点陌生，我们声音喊得响被称为"宗气很足"，这个想必您都有听过。宗气来源于两种途径：一是通过脾胃吸收的食物精华转化；二是通过肺部和大自然的气体交换，两者相互结合生成宗气。您还可以通过声音和呼吸的强弱来判断宗气的强弱。

营气

营气类似于我们人体所需要的营养物质，如氨基酸、蛋白质、维生素等。我们身体的每个部位都需要他们的支援，营养物质通过血脉运输到身体各个部位，营养全身，所以被称为营气。

卫气

捍卫之气，相对于营气通过血脉运输到各个部位，卫气则通过皮肤蔓延到身体周围，对人体起到保护作用。中医认为，人体通过出汗来调节体温就是卫气的作用之一。

◇人体之气可分为"元气""宗气""营气""卫气"等。

"气"的作用

人出生之后的成长需要大量的能量，而这些能量都是要通过饮食而来，且饮食必须要由脾胃共同工作才能转化为气血能量。

气的推动和调控作用

气具有推动生命活动的作用，主要体现在：

（1）激发和促进精血津液的生成以及其运行输布。

（2）激发和兴奋精神活动。

（3）激发和促进人体的生长发育以及正常的生殖功能。

（4）激发和促进各脏腑经络的生理功能。

气的温煦和凉润作用

温煦就是温暖的意思，气能产生热量，同时人的血脉也是依靠气产生的热量将精血津液运行到身体的各个部位，所谓"得温而行，得寒而凝"。而气的产生依赖于脾胃，脾胃五行属土，属于中焦，同为"气血生化之源"，共同担负着化生气血的重任。

凉润作用其实是相对于温煦而言的，人不能一直产热，所以需要一个平衡，同时我们热了就容易燥，而气的凉润作用就像干燥的秋天来一碗银耳羹，清凉滋润。

人体体温的平衡，依赖于阳气的温煦作用，同时也离不开阴气的凉润作用，两者相辅相成，相互作用，缺一不可。

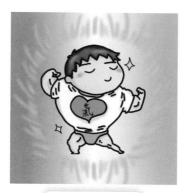

气的平衡作用

气的防御作用

气的防御作用，是指气具有保护身体肌肤，防止外界邪气入侵的作用。《素问·刺法论（遗篇）》说："正气存内，邪不可干"。脾胃乃气机升降之枢纽，人体正气能疏布肌表，抵御外邪，与脾升胃降，一气周流密不可分。

气的防御功能不足，机体抵御外界邪气的能力就会下降。一方面表现在容易生病；另一方面则表现在患病后难以快速痊愈。《素问·评热病论》说："邪之所凑，其气必虚"。可见人体之气的防御功能与疾病的发生、发展及转归都有着相当密切的关系。

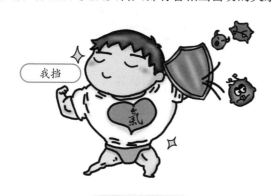

气的防御作用

气的固摄作用

气的固摄作用是指气对体内液态物质的固护、控制和统摄，不让人体的精血津液无故丢失。

气的固摄作用减弱，可导致体内液态物质的丢失。如果气保护不了津液就会出现盗汗、流涎、小便失禁、多尿等；气控制不了血脉，可导致各种出血如孕早期出血、滑胎等；气不固精，可出现滑精、遗精、早泄等。清代沈明宗所著《张仲景金匮要略》也说："五脏六腑之血，全赖脾气统摄"。脾气统摄血液的功能，实际上是气的固摄作用的体现。脾气健运，则一身之气自然充足。气足则能发挥固摄作用。因此，脾胃是否正常运作，与气的固摄作用息息相关。

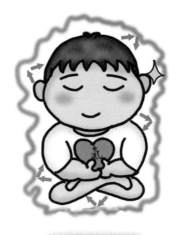

气的固摄作用

气的中介作用

气的中介作用，是指气能够感应和传导信息，以起到维系机体整体联系的作用。

就像我们针灸推拿的时候，刺激表面的穴位，通过经络的联系来改善气的传导，使气到达内脏，起到治疗疾病的功效。

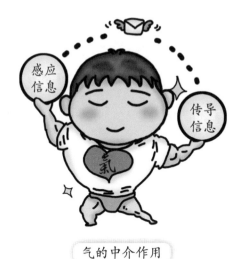

气的中介作用

要点

◇气具有推动生命活动的作用，具有温煦肌肤、防御疾病、固摄人体津液的作用，能沟通人体表里、上下，维系人体功能等。

7. 益生菌

　　益生菌是比人类更早出现的微生物，在人类的进化繁衍过程中，与人类达成了一种微妙的平衡共存关系，与人体气机的运转息息相关。虽然有害菌会危及人类生命，但缺少有益菌，人类同样无法生存。

　　当婴儿从无菌的子宫来到外界时，就会立即被微生物包围，单以数量上看，整个人体充斥的细胞中只有10%是人类细胞，剩下的90%都是其他各种微生物的细胞。并且不同地域、不同饮食习惯的人在不同的生命周期，菌群也会不断变化，以让宿主更好地生存。每个人肠道的菌群组成，在很大程度上会影响我们的身体健康状况。

　　与人体共存的细菌有1000余种，纷繁复杂，但归结起来只有三大类：拟杆菌型、普氏菌型和瘤胃球菌型。不同菌型对食物的偏好、生产的物质都不相同。

　　因此，调节菌群成了现代医疗的新型补充手段。一些菌株经过临床试验，已经可以作为普通食品允许人体摄入，以食疗的方式来调整和改善肠道菌群。

　　为了充分发挥益生菌的作用，益生菌的食物——益生元，也是我们需要摄入的成分，益生元虽然不能直接被身体消化，但可以被益生菌酵解，从而增殖益生菌。

　　我们也发现，现在很多商家在推崇益生菌制品的过程中，将益生菌的作用夸大、扭曲，声称其有多种神奇的功效。如果您不知道如何选择适合自己的益生菌产品，或许本章内容能让您找到答案。

7.1 **肠道菌群进化论**

肠道菌群在很大程度上决定了我们未来的身体健康状况，这在科学界已经是公认的事实了。然而，肠道菌群的获得与组成并不是天生的。

当我们在子宫里时，子宫所提供的是完全无菌的环境，胎儿摄取的食物是母亲消化过的，吸收的氧气是母亲过滤过的，经过免疫系统检验的食物和氧气通过脐带输送给被层层保护的胎儿。在胎儿的世界里，没有寄生虫，没有细菌，没有真菌，比消毒过的手术台还要干净。

当我们来到这个世界时，便会立即被熙熙攘攘的微生物世界包围，我们外在的皮肤、内在的肠道，将会被无数微生物充斥着，最后，我们浑身上下的细胞里，只有 10% 是人类细胞，剩下的90% 都是其他各种微生物的细胞。

这些细菌绝大部分都是对人体有益的，是从母体中获得的。为了让婴儿更快地适应环境，母体通过自然分娩以及母乳喂养等方式，提供给胎儿经过严格筛选的细菌卫士。它们一半以上都是乳杆菌和双歧杆菌，其他的微生物则可以训练我们的免疫系统，使我们拥有更"强大"的免疫力和更"智能"的分辨力。

各项研究表明，婴儿出生后的几周内获得的菌群对免疫系统有着十分重要的影响。婴儿出生后的第三周，研究者就可以根据肠道菌群的代谢产物来判断以后患过敏、哮喘或者神经性皮炎的可能性有多高。

婴儿肠道中的菌群将根据婴儿身体的需要不断变化。断奶后，婴儿渐渐开始摄入更为复杂的膳食，菌群也将升级成能处理复杂膳食的菌群，比如非洲人的肠道菌群更善于分解粗纤维，欧洲人的肠道菌群更善于分解肉类，日本人的肠道菌群甚至为了消化寿司而进化出能分解海苔的菌群。

健康人群的肠道菌群主要由厌氧菌组成，如厚壁杆菌门（Firmicutes phylum）和拟杆菌门（Bacteroidetes phylum）等，这类细菌可在无氧环境下生存，其代谢产物可以促进免疫稳态，抵御病原体，对维持人体健康起到了关键作用。在婴儿时期，仅有少量的厌氧菌和兼性厌氧菌定植于肠道内，这时的肠道微生态是不稳定的。在出生后 2~3 年间，经过一个类似于生态演替的过程，菌群组成不断重构，才最终形成了复杂而完善的肠道微环境。

当成年人的肠道菌群紊乱时，其肠道菌群的多样性就会降低，厌氧菌和兼性厌氧菌的数量减少，而成年人肠道微生态的恢复过程就如同"次生演替"。

在某些物质，例如抗菌药物的干扰下，肠腔内的氧气含量就会增多，兼性厌氧菌和需氧菌开始大量繁殖，肠道稳态就会被破坏。这时候，某些兼性厌氧菌（又被称为"先锋"益生菌）出场了，它们创造了足量的丁酸，结肠细胞在利用丁酸供能的同时，消耗掉肠腔内的氧气，进而创造了一个无氧环境，厌氧菌才得以继续繁殖，使得肠道菌群之间的平衡网络得以重建。

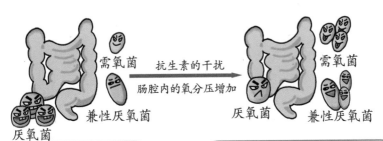

需氧菌   抗生素的干扰   需氧菌

肠腔内的氧分压增加

兼性厌氧菌   厌氧菌   兼性厌氧菌

厌氧菌

健康人群的肠道菌群主要由厌氧菌组成

兼性厌氧菌和需氧菌大量繁殖，肠道稳态被破坏

某些兼性厌氧菌加入 产生足量的丁酸 → 丁酸 丁酸供能 结肠细胞 消耗氧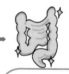

无氧肠腔内环境有利于其他的专性厌氧菌定植

肠道菌群之间代谢网络重建菌群组成重构肠道微生态逐渐成熟

肠道菌群平衡网络的破坏及重建

◇子宫里是完全无菌的，胎儿出生后从母体获得需要的有益菌等。

◇我们出生后，体内的细胞只有10%是人类细胞，剩下的90%都是其他各种微生物的细胞。

◇婴幼儿时期的肠道菌群组成，在很大程度上决定了我们未来的身体健康状况。

◇当肠道菌群紊乱时，其恢复的过程是一个"次生演替"的过程。

7.2 三种肠道型菌群

尽管人体肠道微生物种类纷繁复杂，但大致上可以分为三大类：拟杆菌型、普氏菌型和瘤胃球菌型，它们分别含有较多的拟杆菌、普氏菌和瘤胃球菌。不过这种分型方法和人体的年龄、体重、性别以及国籍都没有任何关联。这种分型体系只和每个人如何利用能量，以及可以合成哪种维生素有关。

拟杆菌型最擅长分解碳水化合物，它们可以针对人类吃的各类食物生产出相应的酶类进行分解，从食物中最大限度地提取能量供给人类，正因如此，拟杆菌型在体重增加方面"出力"可能是最多的，喜好食肉者的肠道菌型常常是拟杆菌型。

当然，您不能据此就排斥拟杆菌，除了帮助人类吸取能量，拟杆菌尤其高产维生素 B_7，这种维生素能治愈一种由于过量进食蛋白质而导致的皮肤病，我们体内的碳水化合物、脂肪和蛋白质想要正常代谢都离不开它。

普氏菌型在素食主义者的肠道中更为多见，但并不局限于素食主义者的体内。普氏菌型更擅长寻找蛋白质。这个肠道菌群除了生产臭臭的硫化氢以外，还产生一种重要的硫化物——硫胺素，即维生素 B_1。维生素 B_1 是神经细胞的养分，缺乏可能会导致肌肉颤抖、健忘、神经紧张、烦躁不安、头疼或者注意力不集中等，如果严重缺乏，会导致脚气病的发生。

食物中的维生素 B_1 主要存在于种子的外皮和胚芽中，如米糠和麸皮等。现代精加工的大米因完全去除外皮和胚芽，使得里面不再含有维生素 B_1，如果严重偏食，短至几个星期就会出现维生素 B_1 缺乏的症状。

瘤胃球菌型主要负责吸收和处理单糖，调节肠道内碳水化合物的平衡。研究发现，过多的瘤胃球菌会导致细胞摄入的糖分失衡，从而出现超重或肥胖。正在减肥的您听到这里，恐怕会对瘤胃球菌避之不及。但是我们也要知道，瘤胃球菌的代谢产物血红素是人体制造血液的重要元素，也是维持人体正常生理功能必不可少的。

◇人体肠道型菌群可以分为拟杆菌型、普氏菌型和瘤胃球菌型。

◇肠道型菌群与体内菌群如何利用能量，以及可以合成哪种维生素有关。

◇三种肠道型菌群对人体各有贡献，没有绝对的好坏之分。

益生菌：我们身体的朋友

我们每天都会吞下成千上亿的细菌，有的来自食物，有的来自餐具，有的来自手指，以及伴侣间的亲密接触。

在我们吞下的细菌中，能对我们产生帮助的活菌，就是"益生菌"，它们中好的菌会发酵，而不好的菌则会腐败。

益生菌的食用并不是现代才有的，早在古代，人类就开始食用益生菌了。虽然我们的祖先连细菌是什么都不知道，但在生活的巧合和经验中，他们已经学会利用细菌发酵让食物保存得更长久，而直接体现在味道上便是——酸。

世界各国都有吃"酸"的文化，比如德国的酸面包、法国的酸奶油、瑞士的奶酪、土耳其的酸奶、中国的酸菜等等。

益生菌发酵不仅能让食物保存的时间更长，对人体的健康也大有裨益。

20世纪初，诺贝尔生理学或医学奖得主梅契尼科夫曾经到保加利亚旅行，他发现当地居民都很长寿，而且心情也特别好。在调查了当地居民的饮食后，他发现当地居民经常饮用酸奶。梅契尼科夫相信，坚持饮用这些富含细菌的奶制品就是当地居民长寿的秘诀。后来，双歧杆菌和乳杆菌的发现和利用，再次证明了益生菌对健康的作用。

现代科学研究发现，益生菌可以通过多重作用机制发挥"人体护卫"的作用，包括：

（1）增强免疫细胞活性，从而提高人体对病原体的防御能力。

（2）产生了细菌素（有抗菌作用），来对抗其他有害细菌的侵袭。

（3）产生了有机酸，降低肠腔内的pH，抑制病原体的生长。

（4）与肠道菌群相互作用，维持肠道微生态的稳定。

（5）改善肠上皮细胞的屏障功能，减轻炎症反应。

因此，益生菌对于守护肠道健康、调节身体功能有着非常重要的作用。

◇早在古代，人们就已经学会利用细菌来保存食物。

◇诺贝尔奖得主通过观察长寿人群的饮食习惯，相信坚持饮用酸奶的人可以长寿。

◇益生菌可以通过多重作用机制发挥有益于人体健康的作用。

7.4 益生菌是"气"的大功臣

现如今，"益生菌"这个词越来越被人们熟知，电视上也常有"某某益生菌"的宣传，市场上也有不少含益生菌的食品、保健品在销售。我们一般认为益生菌是指给予一定数量后，能够对宿主健康产生有益作用的活的微生物。从这个定义中，我们也可以看出益生菌的两个基本特征：第一，它们必须是活的微生物；第二，在数量充足的情况下它们必须对身体健康有利。

那么，问题来了，益生菌明明就是一个西医概念，怎么会和中医的"气"扯上关系呢？

益生菌是我们能够用肉眼看到的，人体的气虽然看不见摸不着却能被我们感受到。我们生活中多喝带有益生菌的酸奶，肚子就会咕噜咕噜作响，这个时候就是肚子里的气在活动，气体过多了，接下去您就能真切地感受气的气味。

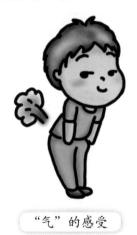

"气"的感受

这么看来，是不是感觉两者有点联系了，但是益生菌和气的联系可不仅仅只有那么点儿。

益生菌是指挥脾胃气道路的交警

长期高脂高糖饮食、经常饥一顿饱一顿等不良饮食习惯会降低肠道菌群多样性，导致菌群失衡，产生诸如便秘、腹泻、呕吐等胃肠道症状。这时候的胃气和脾气就开始紊乱了，也就是我们中医学中所讲的：气机失调。气滞则会导致便秘、气逆则会导致呕吐、气虚则会导致腹泻。

这个时候益生菌这个"交通警察"出现了，益生菌像"交通警察"一样疏通堵塞的道路，处罚逆向行驶的车辆。它通过调节肠道菌群的平衡，让胃气和脾气都按人体的需求运行，所以益生菌有益于气机通畅，保持人体正常的生理功能。

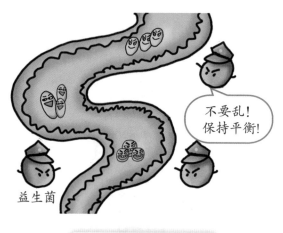

不要乱！
保持平衡！

益生菌

益生菌是"交通警察"

益生菌是"宗气"的来源

宗气是后天之气，通过胃肠道吸收食物的营养物质来源源不断地补充。

但是，我们怎么才能让食物的营养被充分吸收呢？这个时候就需要我们的益生菌出马了。肠道菌群和消化酶一起将食物中的碳水化合物、脂肪、蛋白质等转化为营养物质和能量供给人体，进行新陈代谢，在这一过程中，益生菌扮演着催化剂的角色，它通过维持肠道菌群的稳定，加强并加快物质代谢，促进营养物质的吸收和废物的排泄。在益生菌的帮助下，食物源源不断地转变成了宗气。

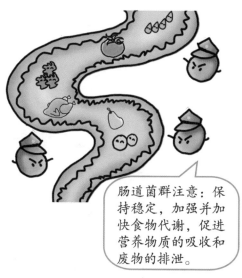

益生菌是"宗气"来源

益生菌助"宗气"降血压

丰富的肠道菌群有利于调节血压。众所周知，高盐饮食是导致高血压的主要原因之一。科学研究表明，高盐饮食会破坏肠道中特定种类的菌群，导致菌群失衡，间接导致高血压的发生；而益生菌能够代偿地调整菌群的平衡，从而减少不健康饮食带来的危害。中医亦认为宗气可助心行血，使血液运行濡养全身，以维持机体正常的生理功能，其中就包括维持血压的稳定。因此，通过肠道菌群的调节可以助气行血，调控血压。

益生菌是"营气"布施的载体

肠道菌群与骨髓细胞的造血功能密切相关，益生菌调节肠道菌群促使血液源源不断地产生。而营气就是运送到全身的营养物质。

我们的营养物质需要血液的运输才能到达每个脏器，益生菌则促进血液产生和流动，带动着我们的营气充满全身，就像河道运输物资，河水干涸了物资也就无法运输了。而益生菌呢，就是人工降雨飞机上撒的干冰、盐粉，是重要的催化剂。益生菌与营气相辅相成，帮助血液产生并使营气充盈。

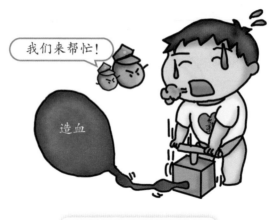

益生菌使"营气"充盈

益生菌助"卫气"防御

如果说益生菌是发号施令的将军，那么肠道菌群就是保卫人体的战士。

肠道菌群受益生菌的调控，丰富的肠道菌群通过多种途径参与机体防御，同时又可参与肠道黏膜免疫反应，坚韧肠道屏障，从而抵抗病原体的侵袭，发挥与卫气相似的防御作用。卫气是保护人体的气机，我们抵抗力差的时候，卫气不足，也很容易出现肠道的各种问题。器官移植的患者抵抗力弱，常出现消化道不适，在移植患者白细胞上升到一定数量后提倡患者喝点酸奶，起到调节胃肠道、增加机体抵抗力的作用。益生菌助"气"防御外邪的功劳是不可否认的。

◇益生菌是协助脾胃的升降枢纽，堪称"枢纽交警"。

◇益生菌有利于脾胃吸收营养，源源不断地协助补充人体宗气。

◇益生菌可以调节人体气机，缓解人体疾病状态，起到平稳血压、增强机体抗病能力等作用。

7.5 益生元：益生菌伙伴

益生元和益生菌虽然只差了一个字，但是二者的作用却差了十万八千里。益生元是指某些非消化性食物成分，能选择性地促进体内有益菌的代谢和增殖，从而改善身体状况。通俗地讲，益生元是益生菌的"食物"，需要通过益生菌才能发挥作用。关于益生元和益生菌的区别，我们可以看下表。

益生元与益生菌的主要区别

不同点	益生元	益生菌
①活性	一种不被消化吸收的物质，可被酵解	活的微生物
②作用方式	发酵后通过促进益生菌生长间接发挥作用	外源性细菌，到达肠道后直接对机体起作用
③常见种类	低聚果糖、乳果糖、低聚半乳糖、菊粉等	双歧杆菌、乳酸杆菌、芽孢杆菌、布拉氏酵母菌等
④产品类型	大多数作为食物成分	包括食物、药物和膳食补充剂

常见的益生元

益生元是一种营养物质，多由人体内难以消化的非淀粉聚多糖和低聚糖构成。

益生元包括低聚糖（如低聚木糖、低聚果糖、低聚异麦芽糖、低聚半乳糖等）、微藻（节旋藻、螺旋藻等）和天然植物（中草药、蔬菜、野生植物等）等。

与益生菌不同，大多数的益生元可作为食物成分，比如用于饼干、谷物、巧克力、奶制品等食品的制作中。因此，含有益生元的食品被称为一种功能性食品。

目前最常用的益生元有：低聚果糖、乳果糖、菊粉、低聚半乳糖等。其中，乳果糖还作为一种治疗便秘的药物，被广泛应用。

膳食纤维与益生元

益生元可以是一种膳食纤维，但并非所有的膳食纤维都具有益生元的作用。

膳食纤维分为不溶性膳食纤维和水溶性膳食纤维两大类。不溶性膳食纤维存在于稻谷、小麦等全谷类粮食中，不易被细菌酵解，但它能充分吸收水分，增加粪便体积，刺激肠蠕动，具有促进排便、防止便秘的作用。而水溶性膳食纤维可被肠道菌群完全酵解，可促进有益菌的生长，从而维持肠道菌群平衡。

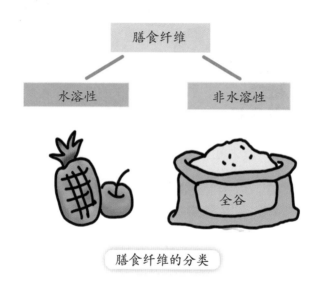

膳食纤维的分类

益生元的作用

益生元不被人体消化吸收，以原型到达肠道中，被肠道菌群发酵分解，其通过增加有益菌数量，减少潜在的病原体微生物，从而发挥对人体健康有益的作用。

益生元被肠道菌群分解后产生有机酸，使肠道内酸度增加，从而促进人体对镁、钙、铁和磷等矿物质的吸收。研究表明，摄入低聚果糖或低聚半乳糖可显著增加骨吸收和钙矿化，可以降低老年性骨质疏松症的发生率。

　　益生元可以调节人体的血糖、血压、血脂。研究表明，低聚果糖能调节血糖、血压和脂质代谢，降低血清中甘油三酯、胆固醇含量，因此，"三高"人群适量服用低聚果糖有助于调节"三高"。

　　益生元还可以通过多种途径提高身体免疫力，其中最重要的途径就是促进有益菌的增殖。

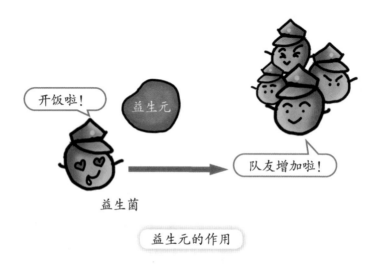

益生元的作用

合生元

　　合生元是益生菌和益生元的复合制剂，能同时发挥益生菌和益生元的作用，可谓双管齐下。合生元一方面通过直接补充外源性有益菌的数量来改善宿主肠道微生态；另一方面通过益生元间接促进有益菌的生长和增殖，做到内外兼顾。

　　与益生菌大多作为药品不同，合生元大部分属于保健食品，能在一定程度上预防疾病的发生，但并不能代替药物的治疗作用。

　　常用的合生元制剂有双歧杆菌＋低聚果糖或低聚半乳糖组合、乳酸杆菌＋低聚异麦芽糖组合等。

要点

◇益生元是益生菌的"食物"。

◇益生元可以是一种膳食纤维，但并非所有的膳食纤维都具有益生元的作用。

◇合生元是益生菌和益生元的复合制剂，搭配使用可以同时发挥二者作用。

8. 常见消化道疾病的流行病学

1854年，伦敦爆发霍乱，10天内就夺去了500多人的生命。当时的约翰·斯诺医生用标点地图的方法研究了当地水井分布和霍乱患者分布之间的关系，发现在宽街（Broad Street）的一口水井供水范围内霍乱发病率明显较高，最终凭此线索找到该次霍乱爆发的原因———个被污染的水泵。人们把水泵的把手卸掉后不久，霍乱的发病率明显下降。后世将斯诺医生在这次疫情中的工作视为流行病学的开端。

流行病学是从宏观和群体水平上来研究如何预防、控制疾病和促进健康的科学。

当我们的胃肠道功能出现异常时，往往会出现一系列胃肠道不适症状。胃肠道疾病的流行病学对于了解和治疗胃肠道疾病十分重要。

通过对胃肠道疾病流行病学的了解，我们可以发现人们罹患胃肠道疾病的潜在原因，从而可以通过调整饮食、作息等来避免疾病的发生。

8.1 消化性溃疡

在 19 世纪以前，消化性溃疡很罕见。1835 年，科学家首次对胃溃疡的病理学进行了描述。消化性溃疡的危险因素有很多，包括幽门螺杆菌感染、吸烟、饮酒、情绪紧张、药物刺激（非甾体类抗炎药等）、胃排空延缓和胆汁反流等。只要是能与胃酸接触的部位，都可能发生溃疡。

幽门螺杆菌感染是消化性溃疡的主要病因。每年因幽门螺杆菌感染导致的溃疡的发生率约为 1%，这个数字是那些没有被幽门螺杆菌感染的人的 6~10 倍！

在我国，经济越发达的地区消化性溃疡的发病率越高。

在我国南方，十二指肠溃疡的发生率是北方的 2.4 倍，同时南方的胃溃疡发生率也比北方高，但北方胃癌的发生率是南方的 1.6 倍。

在不同国家和地区，消化性溃疡的发生率和类型的差异很大。

在印度，消化性溃疡的发生率也是南方地区比北方地区高。

在南非，农村地区的十二指肠溃疡患病率远低于城市地区。

在新加坡，与华裔人群相比，印度裔人群消化性溃疡的发病率更低。

在过去几十年中，消化性溃疡和胃癌的发生率平稳下降，同时消化性溃疡并发症的发生率也在下降，这一现象在发达国家尤为明显。其中，幽门螺杆菌感染率下降是发达国家消化性溃疡患病率下降的一个主要因素；其次，第二次世界大战后卫生条件和社会经济状况开始改善也是消化性溃疡患病率下降的主要因素之一。

要点

◇幽门螺杆菌感染是消化性溃疡的主要病因。

◇在我国，经济越发达的地区消化性溃疡的发病率越高。

◇幽门螺杆菌感染率下降是发达国家消化性溃疡患病率下降的一个主要因素。

胃肠道癌症

国家癌症中心《2022 年全国癌症报告》显示：我国恶性肿瘤年新发病人数超过 400 万人，死亡人数约为 241 万人，平均每天有超过 1 万人被确诊为癌症，这也就是说，每分钟就有 7.6 个人被确诊为癌症。

肺癌、结直肠癌、胃癌为我国发病人数最多的三种癌症，其中结直肠癌和胃癌就占了癌症新发病例的 1/5。可见胃肠道癌症的发病率是如此之高。接下来，让我们一起来了解胃肠道癌症的流行病学。

我国是食管癌高发的国家之一，其发病率略低于胃癌，患者以 40 岁以上人群居多。食管癌的发生与爱吃腌制食品、消化性溃疡反复发作、喜好热食、遗传等因素相关。国家癌症中心数据显示，食管癌发病率在所有癌症中排名第六。

胃癌可发生于胃的任何部位，多数发生在胃窦部，常发生在 50 岁以上人群。近些年，由于受生活方式、饮食结构、工作压力、幽门螺杆菌的感染等因素的影响，胃癌的发病呈年轻化趋势，这需要我们引起高度的重视。由于胃癌早期缺乏特异性的症状，所以易被人们忽略。相对于我国胃癌的高发病率，目前我国的胃癌的早期诊断率仍然较低。

结直肠癌也称大肠癌，它包括结肠癌和直肠癌，好发于 40 岁以上人群。世界癌症协会研究表明，全球每年约有 136 万人被确诊为结肠癌，有 69.4 万人死于该疾病。在中国，结肠癌是男性第四大常见癌症，女性第三大常见癌症。

就地域差异而言，上海和浙江的居民更容易患结直肠癌。这和饮食喜甜、经济发达、运动量少有关系。

要点

◇肺癌、胃癌、结直肠癌为我国发病人数最多的三种癌症，其中胃癌是发病率最高的消化道肿瘤。

◇ 40 岁以上的人群是消化道肿瘤的高发人群。

◇早期发现可以改善肿瘤患者的预后，提高治愈率和生存率。

8.3 胃肠炎

　　胃肠炎是日常生活中最为常见的胃肠道疾病之一。随着人们生活节奏的加快，越来越多的人饮食不规律、作息时间不固定，这也导致了胃肠炎的多发。相关调查结果显示，我国胃肠炎患者人数超过 1600 万，发病率高达 1.428%。

　　城市居民胃肠炎的发病率比农村居民高。这是因为农村居民较少进食夜宵，常吃粗粮的饮食习惯和日出而作日入而息的生活节奏相对城市的加班族而言，更为健康。

　　急性胃肠炎常表现为恶心、呕吐、腹泻，伴有或不伴有胃肠痉挛、发热等。急性胃肠炎的发生与进食息息相关，最常见的因素为食物中毒。

　　慢性胃炎发病率在各种胃病中居首位。大多数慢性胃炎的患者没有明显的症状，很容易被人们忽略，因此很难得出慢性胃炎确切的患病率。

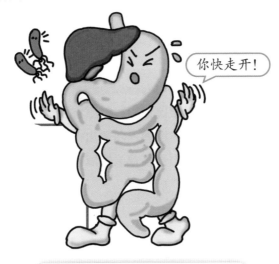

你快走开！

幽门螺杆菌是慢性胃炎的导火线

慢性胃炎的发病与幽门螺杆菌感染密切相关。研究表明，慢性胃炎患者的幽门螺杆菌感染率达 60%~90%，明显高于正常人群。正常胃黏膜很少检出幽门螺杆菌（＜6%）。不得不说，幽门螺杆菌是慢性胃炎的导火线。

◇城市居民比农村居民肠胃炎的发病率更高。

◇急性胃肠炎常与食品安全有关。

◇慢性胃炎的发病与幽门螺杆菌感染密切相关。

克罗恩病

这个疾病大家比较陌生，下面我们简单介绍一下：克罗恩病是肠道炎性疾病，目前多认为其发病与遗传、自身免疫相关，即部分携带易感基因的个体，在多种环境因素的刺激下，发生异常的免疫反应，出现腹痛、腹泻、肠梗阻，伴有发热、营养不良等表现。

克罗恩病的患病群体大都是青壮年人，我国克罗恩病发病率呈明显的上升趋势。根据一项为期四年的流行病学研究显示，在被调查的五个城市中，克罗恩病发病率最高的城市为广东省中山市，其次为湖北省武汉市、四川省成都市、黑龙江省大庆市和陕西省西安市。这些差异存在的原因可能与不同地区的工业化程度不同，以及医疗条件的差别有关。

此外，多项回顾性研究也佐证了此观点：患者所在地区经济水平越高，发病率也越高。

◇克罗恩病的患病群体大都是青壮年人。
◇经济水平越高的地区，发病率也越高。

8.5 急性阑尾炎

急性阑尾炎最常发生于 10~30 岁人群，急性阑尾炎的发病率约为 233 例（10 万人·年），由于 10~19 岁这个时候的孩子比较好动所以发病率也是最高的，老年人年纪越大，反而发病率越低。和很多胃肠疾病一样，男性阑尾炎的发病率比女性高，约为女性发病率的 1.4 倍。

根据美国疾控中心发布的一项回顾性研究显示，白种人阑尾炎的发病率是其他人种的 1.5 倍，美国中北部地区的发病率最高（年发病率约为 154/10 万），夏季发病率比冬季高出 11.3%。我国的一项单中心回顾性研究也同样证明我国的急性阑尾炎多发生在夏季。

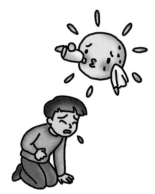

我国急性阑尾炎多发生在夏季

◇ 10~19 岁的人群急性阑尾炎发病率是最高的。

◇ 白种人阑尾炎的发病率是其他人种的 1.5 倍。

◇ 急性阑尾炎多发生在夏季。

8.6 消化道出血

以十二指肠屈氏韧带为界，消化道分为上消化道与下消化道。因此，消化道出血也分为上消化道出血和下消化道出血。

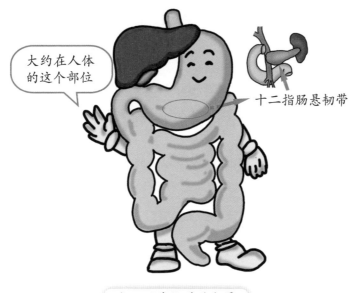

大约在人体的这个部位

十二指肠悬韧带

上、下消化道的分界

上消化道出血常表现为呕血与黑便（黑色柏油样便），其发病率约为千分之一，是下消化道出血的 6 倍。最好发部位分别是胃部、十二指肠、食管。

上消化道出血好发于男性。我国的一项调查研究发现，男性上消化道出血的发病率约为女性的 3.25 倍，且一般多发于 40 岁以上的中老年人。

不要小看这个消化道出血，它可不似单单的手指划破出的血，上消化道出血有很高的病死率，其病死率高达 5%~10%，相当于每 10 个消化道出血的人里就有一个死亡的。

　　下消化道出血常表现为便血（鲜红或暗红色），大多数下消化道出血是由憩室病引起，约占 15%~55%。而我们所谓的痔疮之类的肛周疾病导致的下消化道出血概率其实没有那么高，只占 6%~16%，而且好发于 50 岁以上的人群。随着年龄的增长，血管变得脆弱，很多 65 岁以上血管发育异常的患者常会出现下消化道出血。

◇上消化道出血常表现为呕血与黑便，下消化道出血常表现为便血。

◇消化道出血一般多发于 40 岁以上的中老年人。

◇上消化道出血有较高的病死率。

8.7 细菌性痢疾

细菌性痢疾是一种肠道传染病，注意它是一种传染病！与艾滋病、非典型病原体肺炎（简称"非典"）一样被列为乙类传染病。主要出现的症状是发热、腹痛、腹泻等。细菌性痢疾主要通过粪－口途径传播，在夏秋季发病率最高。

细菌性痢疾发病率高、发作快、传播快，大家都容易得，而且没有有效的疫苗预防，只要水和食物出现问题，就会引起大面积的暴发和流行。全国各省份发生的概率不同，差距有 8 倍不止，经济越发达发生概率越低。

细菌性痢疾的发病时间主要集中在每年的 7~10 月份，南方地区的发病高峰期为 8~9 月份，北方地区的发病高峰期为 7~8 月份，主要是由于这个时间段气温高、湿度大，有利于致病菌的繁殖。另外，夏季路边摊等宵夜也多，也增加了感染的风险。

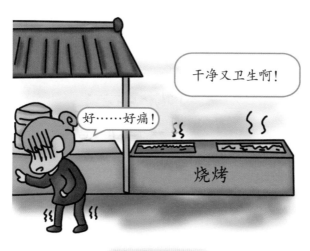

小心病从口入

　　由于城市人口集中，传染风险大，城市人群的发病率明显高于郊区人群。免疫力弱的儿童和老年人的发病率明显要高。另外，男性的发病率高于女性。而散居儿童、农民、工人、学生和民工，更容易感染痢疾。

◇没有有效的疫苗可以预防细菌性痢疾。

◇细菌性痢疾的发病时间主要集中在夏季。

◇细菌性痢疾在城市人群的发病率高于郊区人群。

大肠息肉

大肠息肉是指肠子内突出的小肉肉。

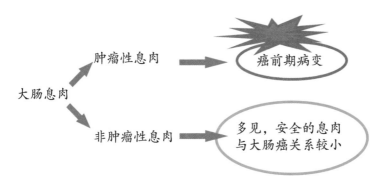

国内一项纳入 11565 例肠镜检查结果的研究显示，大肠息肉的总体发生率为 11.98%~25.36%。随着年龄的增长，长息肉的风险会增加。此外，另一项纳入 1345 例肠息肉病例的研究，分析了肠息肉的检出率、发病年龄、病变部位及病理类型的分布情况，发现大肠息肉大多数发生在左半结肠和直肠。

另外，大肠息肉的发生部位与年龄存在一定的联系，随着年龄的增加，右半结肠发生息肉的风险也在不断增加。

◇大多数息肉是安全息肉，但是还有腺瘤样息肉是癌前期病变，需要及时筛查和治疗。

◇随着年龄的增长，长息肉的风险也在增加。

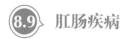 肛肠疾病

肛肠疾病包括痔疮、肛裂、肛瘘、脱肛、肛周湿疹等，总体发病率约为60%。其中痔疮最为常见，民间常说"十人九痔"，痔疮在肛肠疾病中占比约为80%。

每个年龄段均有可能发生肛肠疾病，但主要发病年龄集中在30~59岁，这部分人群工作压力大、饮食不规律、排便也不规律，是肛肠疾病钟爱的人群。相对而言，30岁以下和60岁以上的患者就比较少。

肛肠疾病终于不和其他消化道疾病一样"偏爱"男性。有研究显示，女性肛肠疾病的发病率普遍高于男性。

◇肛肠疾病中，痔疮的发病率是最高的。

◇肛肠疾病主要发病年龄集中在30~59岁。

◇肛肠疾病女性多发。

8.10 **胃食管反流病**

　　胃食管反流病是一种常见的消化系统疾病，通常表现为胃内容物逆行进入食管，伴或不伴反流和（或）呕吐。国外权威杂志的一项系统回顾性研究显示：全球胃食管反流病发病率为 2.5%~51.2%，并呈逐年上升趋势。

　　胃食管反流病可以发生于各个年龄段。美国的一项针对 3~17 岁儿童、青少年开展的大型社区研究表明，胃食管反流病的症状发生率为 1.8%~8.2%，仅有 1%~2% 的有症状者会使用抗酸剂或抑酸药进行治疗。此外，有研究显示，西方国家成年人胃食管反流病的患病率可达 10%~20%。

　　胃食管反流病的患病率与年龄、性别、体力劳动强度、婚姻状况相关。浙江省进行的一项针对 15283 例 18~92 岁人群的流行病学调查发现，年龄每增加 1 岁，患胃食管反流病的风险增加 1.014 倍；男性患病率是女性的 1.163 倍；重体力劳动者患病率是轻体力劳动者的 2.120 倍；未婚者是已婚者的 1.784 倍。所以，未婚、劳动强度大的人群，一定要注意饮食，规律的三餐可以有效预防胃食管反流病的发生。

◇胃食管反流病发病率呈逐年上升趋势。

◇未婚、劳动强度大的人群是胃食管反流病的好发人群，规律的三餐可以有效预防胃食管反流病的发生。

幽门螺杆菌感染

　　幽门螺杆菌感染是人类最常见的慢性细菌感染。2007 年发表于《自然》的一篇基因序列分析研究显示，自人类在约 58000 年前首次迁出非洲时，即已存在幽门螺杆菌感染的病例。

　　全世界范围内和各年龄人群中都有幽门螺杆菌感染的记录，保守估计全世界有 50% 的人存在幽门螺杆菌感染。在发展中国家，50 岁以下人群的感染率可达 80%，多数儿童在 10 岁以前就感染了幽门旋螺杆菌。相比之下，在美国等发达国家，几乎没有 10 岁前感染幽门螺杆菌的人群，18~30 岁人群的感染率为 10%，60 岁以上人群的感染率为 50%。

　　一旦感染幽门螺杆菌，幽门螺杆菌就可持续存在于人体内，且有可能引起消化性溃疡、胃癌等疾病。

　　2017 年，幽门螺杆菌（感染）被世界卫生组织国际癌症研究机构列入一类致癌物清单。

　　幽门螺杆菌感染的患病率与多种因素相关。北京大学医学部公共卫生学院流行病与卫生统计学系教研室发布的研究显示，农村地区感染率高于城市，感染率随年龄增长而上升；胃癌高发地区人群感染率总体水平高于胃癌低发地区人群。此外，居住密度大、卫生习惯不良、在外就餐、饮用生水、食用腌制食品等都会增加幽门螺杆菌感染的风险。

◇约 58000 年前就已存在幽门螺杆菌感染的病例。

◇幽门螺杆菌（感染）被列入一类致癌物清单。

◇居住密度大、卫生习惯不良、在外就餐、饮用生水、食用腌制食品等会增加幽门螺杆菌感染的风险。

肠易激综合征

肠易激综合征是肠道的一种功能性疾病，以慢性腹痛和排便习惯改变为特征。然而，仅有少部分患者会就医，在满足诊断标准的人群中，约有 40% 的人未得到正式诊断。

肠易激综合征的患病率有明显的地区差异，北美、西欧国家患病率高于亚非国家。

肠易激综合征的患病率存在性别、年龄差异。女性、中青年是其中的危险因素。研究发现，女性的总体患病率是男性的 1.67 倍；在年龄分布上，以 30~40 岁中青年多见，而 50 岁以上人群的患病率比年轻人群低 25%。

◇仅有少部分肠易激综合征患者会就诊，约有 40% 的人未得到正式诊断。

◇北美、西欧国家的患病率高于亚非国家。

◇肠易激综合征多发生于女性和中青年。

肠梗阻

当肠内容物的正常流动受阻时，即发生肠梗阻。按照肠梗阻发生的部位，可以分为小肠梗阻和结直肠梗阻。

机械性肠梗阻是最常见的肠梗阻类型，是肠内、肠壁和肠外各种不同机械性因素引起的肠内容通过障碍，其中约 80% 的患者存在小肠受累。在美国，每年因粘连相关的肠梗阻而进行的开腹手术超过 30 万例，缺血并发于 7%~42% 的肠梗阻患者，缺血会显著增加肠梗阻相关病死率。

在男女发病率方面，无论是过去还是现在，肠梗阻的男女发病率均相近。而在肠梗阻病因方面，过去最常见的梗阻原因是肠扭转，现在最常见的原因则是嵌顿性腹壁疝。

◇现如今，引起肠梗阻最常见的因素是嵌顿性腹壁疝。

8.14 急性胰腺炎

急性胰腺炎是一种常见的消化系统疾病，临床表现为突然出现持续性上腹部或中上腹部疼痛，疼痛可向腰背部放射，可伴有恶心、呕吐等症状，约 20%~30% 的患者会出现胰腺及胰腺周围坏死感染，并发器官功能衰竭，甚至死亡。

随着生活水平的提高，肥胖、胆石症、饮酒、血脂异常的人群数量不断增多，急性胰腺炎在全球的患病率也呈不断上升的趋势。中华医学会的一项研究显示，急性胰腺炎的总体病死率约为5%，重症急性胰腺炎的病死率仍较高。

急性胰腺炎按病因分为胆源性胰腺炎、特发性胰腺炎、酒精性胰腺炎、高脂血症胰腺炎等。北方地区胆源性胰腺炎和其他病因所致胰腺炎的比例明显高于南方地区；而南方地区高脂血症性胰腺炎和特发性胰腺炎的比例明显高于北方；酒精性胰腺炎在南方和北方的比例相似。女性胆源性胰腺炎患病率较男性高，而男性酒精性胰腺炎和高脂血症性胰腺炎患病率较女性高，尤其是酒精性胰腺炎，男性占比高达九成以上；在年龄方面，男性发病高峰期，为 35~44 岁而女性随年龄增长，其发病率逐步上升。

◇急性胰腺炎在全球的患病率呈不断上升的趋势。
◇急性胰腺炎的病死率仍较高。
◇胆道疾病、高脂血症、饮酒等均是急性胰腺炎常见的病因。

胰腺癌

胰腺癌被称为"癌中之王"。美国癌症协会的最新统计显示：美国新增胰腺癌患者 56770 人，新增胰腺癌死亡人数为 45750 人，胰腺癌位居男性常见癌症第十位、女性常见癌症第九位，但在癌症死因方面，不管是男性还是女性，病死率都排在第四位，仅次于肺癌、结肠癌和乳腺癌。

WHO 的最新统计显示，胰腺癌的患病率有明显的地区差异，发达国家的发病率高于发展中国家，北美、西欧国家发病率较高，亚洲国家发病率相对较低。

在我国，胰腺癌的发病率、病死率在逐年升高，男性的发病率与病死率均高于女性。在年龄方面，胰腺癌发病主要集中在 50 岁以上人群，发病率随着年龄增长而升高。然而，近年来发病人群有年轻化趋势。在地区分布方面，东部地区胰腺癌发病率最高，其次是中部和西部地区，呈现城乡及地域分布差异性。

要点

◇胰腺癌是"癌中之王"，发病率、病死率在逐年升高。

◇发达国家的胰腺癌发病率高于发展中国家。

◇胰腺癌发病主要集中在 50 岁以上人群，但近年来有年轻化趋势。

9. 国医大师谈胃肠

中华民族在脾胃病治疗方面有着深厚的理论基础和独特的优势，数千年来一直在为我们的健康保驾护航。

葛老是第二批全国老中医药专家、学术经验继承工作指导老师和第三届国医大师。葛老学贯古今，治学严谨，广探经义之渊源，长于辨证，精于用药，在脾胃病诊疗方面有独到见解。

葛老认为，脾胃病的主要病机是气机升降失常，即脾升胃降功能失调。可通过运用四诊合参，也就是通过望、闻、问、切四种手段，来协助脾胃病的诊治。望诊可诊察患者神态变化；闻诊可得知患者声音、气味的变化；问诊可得知患者的发病起因、病情经过、自觉症状、治疗经过、既往病史等情况；切诊可体会患者的脉象。我们普通人也可以通过相应的理论对自己的脾胃健康进行自查。

9.1 望诊

望诊作为四诊的第一步，被称为四诊之首，通过对患者直观信息的采集，可以快速地对患者作出基本判断。当年，扁鹊见蔡桓公时，一眼就看出蔡桓公有疾，这就是通过望诊推测出来的。

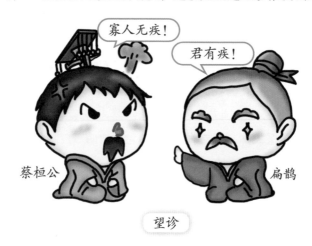

寡人无疾！

君有疾！

蔡桓公

扁鹊

望诊

望舌苔

在诊治脾胃病时，葛老十分重视望诊，强调临证时需要望舌苔、皮肤、大便等情况。在临证中，也常常和弟子说，患者一进来，首先就要整体扫视一遍，以了解患者的精气神，再进行下一步的诊疗。

葛老从苔根的有无、舌苔的色质和润燥等情况，来详辨胃气盛衰、胃中阴津的充盛与否，以此作为治则立法、遣方选药及判断病机预后的依据。若舌苔濡润，为津液上承、胃气充盛之象；若舌苔燥，甚或光剥苔者，为胃气受损、津液亏耗之兆。

望肤色

中医经典《黄帝内经》云:"肺主皮毛","肺与大肠相表里"。也就是说,人体的皮肤与肺的气机、功能息息相关,而肺又与大肠关系密切,由此我们可以推测皮肤与大肠有着千丝万缕的联系。

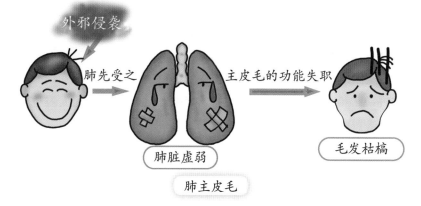

外邪侵袭

肺先受之 主皮毛的功能失职

肺脏虚弱

肺主皮毛

毛发枯槁

葛老认为:"脾胃的健康状况往往影响着皮肤的健康状况,如痤疮患者,追问其病史,则常常有便秘症状,而便秘患者也容易生痤疮。胃脘痛、消化不良的患者常常伴有面色萎黄无华"。

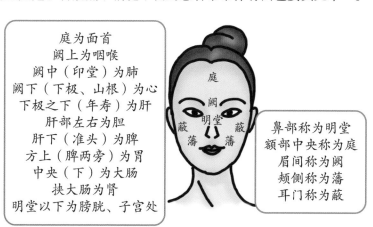

庭为面首
阙上为咽喉
阙中(印堂)为肺
阙下(下极、山根)为心
下极之下(年寿)为肝
肝部左右为胆
肝下(准头)为脾
方上(脾两旁)为胃
中央(下)为大肠
挟大肠为肾
明堂以下为膀胱、子宫处

鼻部称为明堂
额部中央称为庭
眉间称为阙
颊侧称为藩
耳门称为蔽

颜面气色和五脏六腑

望大便

《素问·五脏别论》云："魄门亦为五脏使。"魄门即肛门，使为役也。魄门为传化之腑之一的大肠终端，水谷代谢的糟粕由此排出。"魄门亦为五脏使"，意思是说肛门的生理与五脏之间有着密切关系。

葛老指出："有时大便不一定呈圆柱状，因为结肠带有褶皱，大便经过这些地方便会稍微变形，这是正常的。"但是，如果大便总是固定在某处有凹陷，就应该引起重视，可能是肠腔内有肿瘤，需进一步检查。另外，从保健的角度来看，40岁以上的人群也建议接受胃肠镜检查，以排除消化道肿瘤和癌前病变。

◇脾胃的健康状况会反应在舌苔、皮肤和大便上。

9.2 闻诊

生活中很多人都会受到口臭的困扰，世界卫生组织已将口臭作为一种疾病来进行报道。口臭严重影响人们的社会交往和心理健康。那么，口臭与脾胃有什么关系呢？

李梴《医学入门·卷四·口舌唇》记载：脾热则口甘或臭，口臭者胃热也；李时珍《本草纲目·第四卷上·口舌》记载：口臭是胃火、食郁。这些都道出了口臭与脾胃的关系，即口臭与脾热、胃火息息相关。脾热、胃火在临床上常常指的是脾胃郁热，常见表现为胃脘部灼热疼痛、嘈杂泛酸、口干口苦、渴不欲饮、纳呆恶心、身重肢倦、小便色黄、大便不畅，舌苔黄腻，脉象滑数等。

葛老常通俗地说："口臭是胃肠在抗议，在警告！"所以临证时要常常询问患者，是否有口臭。同时，现代医学研究也发现，消化系统疾病是口臭的主要因素之一。

国外学者指出，大部分的口臭来源于口腔，约80%的口臭是由口腔疾病引起的，但是余下的非口源性口臭往往由消化系统疾病引起。其中常见的是胃炎、胃食管反流病、消化不良、幽门螺杆菌感染等。因此，顽固性口臭患者，应及时排查胃肠道疾病。

◇口臭与脾热、胃火息息相关。

◇约80%~90%的口臭是由口腔疾病引起的。

◇非口源性口臭往往是因为胃炎、胃食管反流病、消化不良、幽门螺杆菌感染等。

问诊

问诊是中医诊查疾病的重要方法之一。问诊不仅是医生向患者了解病情、获取疾病信息的诊查方法，更是医生与患者面对面互动交流，相互信任的重要媒介。

《景岳全书》中就专门描述了问诊的"十问歌"：一问寒热二问汗，三问头身四问便，五问饮食六胸腹，七聋八渴俱当辨，九因脉色察阴阳，十从气味章神见。

葛老认为：在问诊中，我们除了要对疾病本身发展情况进行询问外，对患者生活习惯的询问也是十分重要的。正如《黄帝内经》云："法于阴阳，和于术数，食饮有节，起居有常，不妄作劳，故能形与神俱，而尽终其天年，度百岁乃去。"可以说，良好的生活习惯是健康长寿的前提，而疾病往往是在不良的生活习惯基础上发生的。

葛老常说：睡前夜宵，脾胃陷阱。经常吃夜宵，吃得太饱，胃部得不到休息，"胃不和则卧不安"，这会加重胃肠的负担，影响睡眠，也会影响胃肠对营养的吸收。同时，还会造成胃胀，胃黏膜不能得到新生，长期下去容易得胃炎，甚至胃溃疡等疾病，也会影响到身心健康，如影响情绪和精力。

而过多食肉，也是导致胃肠道疾病的因素之一。若肉类摄入过多，谷物和蔬菜摄入过少，则容易引起便秘，肉类不含膳食纤维，会导致排便量减少。

◇在问诊中，除了询问疾病本身，询问患者的生活习惯也十分重要。

◇睡前夜宵是脾胃陷阱，会加重胃肠负担。

腹诊

葛老特别关注胸腹部的诊察，对胸腹部的全面诊察，可以反映体内脏腑、经络、气血津液的盛衰情况。

《腹证奇览·总论》中指出了腹诊的具体方法："令患者仰卧，两腿伸展，两手置于股侧，安定心神。"要求患者与医生皆平心静气，医生须怀手试温，而后按照顺序，轻重有度地进行按诊。

葛老指出：在医院，有专业的中医师进行腹诊，但如果在家，我们也可以通过腹部的自我检查早点识别一些疾病，大家可以通过以下步骤帮助识别相关症状和体征。

居家腹诊检查表

	方法	正常	异常	提示
视形色	低枕平卧，两手置于身体两侧，充分暴露全腹。光线充足，从侧面切线方向进行观察	平坦状，无凹凸	脐腹凹陷，腹肌瘦削，腹皮皱折或腹部膨隆	凹陷：元气不足，气血亏损；膨隆：脂肪堆积、胀气、腹水、肿瘤等
探寒温	检查时手要温暖，先以全手掌放在腹壁上	腹部温度与手温一致	感觉冰冷或腹部灼热烫手者	冰冷：陈寒内积或阳虚所致；灼热：火热内壅或有伏热所致
审痛征	探寒温后，用手动作轻柔地按动作顺序，自左下腹开始逆时针方向至右下腹，再至脐部，一次检查腹部各区	全腹无压痛	疼痛拒按；疼痛喜按	疼痛拒按者为实证；喜按者为虚证
触痞硬	方法同审痛征，感觉有无胀满、硬	无胀、满、硬	手触之硬而有抵抗感	水饮、食滞或痰热所致

葛老指出：要想脾胃好，要会吃、会喝、会睡、会拉。要关注自身脾胃健康，平时可以查一查自己的舌苔，看一看自己的脸色，望一望自己的大便，闻一闻自己的口气，摸一摸自己的肚子。

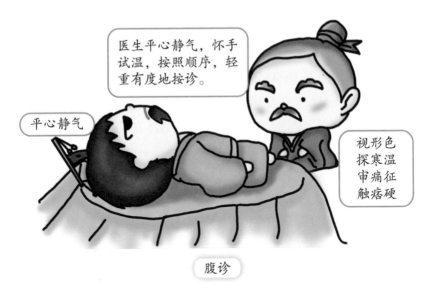

平心静气

医生平心静气，怀手试温，按照顺序，轻重有度地按诊。

视形色
探寒温
审痛征
触痞硬

腹诊

要点

◇胸腹部的诊察，可以反映体内脏腑、经络、气血津液的盛衰情况。

◇可以通过腹部的自我检查尽早识别一些疾病。

国医大师的脾胃病四诊自我检查小建议：

第一步：看一看自己

对着镜子看一看自己的舌苔。

看一看自己的皮肤有没有变化。

如厕冲水前，看一看自己的大便是否有异常。

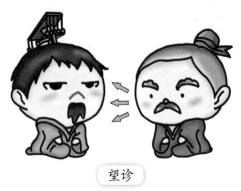

望诊

第二步：闻一闻自己

闻一闻自己是否有口气；闻到家属有口气也要及时提醒。

查一查自己是否有幽门螺杆菌感染。

关注一下自己的小便，查一下肝肾功能。

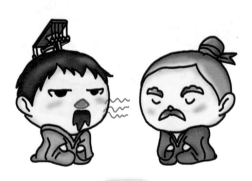

闻诊

第三步：问一问自己

大便正常吗？有没有便秘、便溏？

有没有胡吃海喝？有没有经常熬夜？有没有吃夜宵？

有没有吃大鱼大肉？有没有腹部胀满？

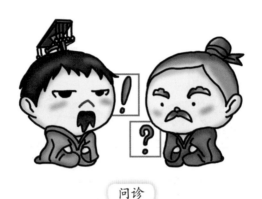

问诊

第四步：摸一摸自己

关心自己的腰围，多了？少了？

肚子冷吗？热吗？经常摸一摸，关心关心。

肚子是否柔软，有没有压痛、肿块？

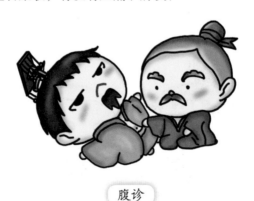

腹诊

健康贴士：如您有以上不适并自我调节未见缓解，请及时就医！

10. 自查胃肠疾病

　　前一章，国医大师葛琳仪已经带我们初步认识了中医诊疗脾胃病的四诊合参，我们也学会了一些自我检查的方法，那么我们普通人如何运用四诊合参的理论和自查结果来发现体内隐藏的胃肠疾病呢？

　　我们可能会遇到这样的情况：明明身体很不舒服、肚子胀、胃口不好等等，但是去医院抽血化验、做 B 超、CT，却什么问题都没有，而身体的不适始终无法改善，给日常生活增添许多苦恼。

　　如果此时您去看中医，中医师往往从舌苔就能发现端倪。这就是中医的博大精深之处。现代研究也证实了舌苔对疾病诊断，尤其是对脾胃病的诊断起到提示作用。除了舌苔，排便的频率，大便的颜色、性状、气味，排气（俗称"放屁"）的量次、气味、声音，是否有口臭，皮肤状况等，也能揭示不同的胃肠健康状态。

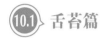 舌苔篇

在长期的临床诊疗过程中，我们会发现一个普遍现象：患者时而有胃肠道不适的症状，比如腹胀、纳差、厌食、便秘等，但是通过许多的现代医学手段检查后，未能发现有明显的异常。此时，中医则可以通过观察患者的舌苔发现一些蛛丝马迹，并通过中医调理可以改善胃肠道不适的症状。

现代研究也证实了舌苔对疾病，尤其是消化系统疾病的提示作用，舌苔的变化与消化系统功能的变化有密切关系。

那么，舌苔可以给我们哪些胃肠常见疾病的提示呢？我们可以一起来看看！

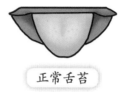

正常舌苔

常见舌苔类型

常见舌苔	特点	主证	参考图
厚腻苔	舌苔颗粒细小致密，中厚边薄，刮之难去，苔质较厚	痰湿、食积、里热	
润、滑苔	舌苔润滑多津液	脾虚水湿之邪内聚或寒湿内侵	
燥、糙苔	舌苔干燥缺少津液	热盛津伤或津失输布	

续表

常见舌苔	特点	主证	参考图
剥苔	舌上原本有苔，若局部或全部消失者	胃阴枯竭或气血两虚	
黄苔	舌苔黄，伴或不伴干燥	热在胃肠	
偏苔	舌苔仅布于舌的某一部分	痰饮、食浊停滞中焦	

介绍了几种常见的舌苔类型，我们是不是可以伸出自己的舌苔来看看，自己的舌苔属于哪种？

◇现代医学手段检查不出原因的身体不适，舌苔也许能揭示原因。

◇现代研究证实，舌苔与消化系统功能的变化有密切关系。

◇观察舌苔可以自查是否有消化系统疾病。

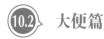 **大便篇**

排便是否通畅不仅与脾胃有关，还与其他因素息息相关，比如情绪或者精神压力导致身体功能失衡，排便也会发生紊乱。

健康的大便呈棕黄色、圆柱状、较软，频次为每天或隔天1~2次。婴儿大便的气味是甜酸的；成年人正常粪便有臭味，是因为含蛋白质分解物，因此食肉者臭味重，食素者臭味轻。

当大便的频率、颜色、性状、气味等出现变化，可能提示我们身体存在隐藏的问题。

便次异常的分类及可能的病因

便次异常	表现	分类	可能的病因
腹泻	每日排便在3次及以上，大便不成形，稀薄或脓血、黏液相杂	慢性（持续时间超过4周，且较难自愈）	肠道疾病（炎症、肿瘤等）、其他脏器疾病（胃、肝等）、精神因素、饮食因素等
		急性（急性发作，持续时间一般不超过14天，且可自愈）	急性肠炎、食物中毒等
便秘	大便秘结不通，排便次数减少，周期延长，每2~3天甚至更长时间一次，无规律；或粪质干结，常伴有排便困难，或经常便而不畅	功能性便秘	老年人、长期卧床、饮食习惯不良、精神心理因素刺激、胃肠功能紊乱等
		器质性便秘	肠结核、糖尿病、炎症性肠病、直肠肿瘤等

正常大便分级

坚果状便便		硬邦邦的小块状，像兔子的便便
干硬状便便		质地较硬，多个小块黏在一起，呈香肠状
有皱褶的便		表面布满裂痕，呈香肠状质地较软，表面光滑
香蕉状便便		呈香肠状
软便便		质地柔软的半固体，小块的边缘呈不平滑状
略有形状的便便		无固定外形的粥状
水状的便便		水状，完全不含固态物质的液体

正常

大便颜色及性状异常可能的病因

大便颜色及性状异常		可能的病因
白陶土样		胆道梗阻、胆总管或十二指肠壶腹部肿瘤
鲜红色		直肠息肉、结直肠癌、肛裂及痔疮

续表

大便颜色及性状异常		可能的病因
果酱色		右半结肠肿瘤、阿米巴痢疾，甚至血液系统疾病
柏油样		上消化道出血（如十二指肠溃疡、胃溃疡等）、进食动物血、内脏等
脓性或脓血性		左半结肠病变（如结直肠癌、局限性肠炎、溃疡性结肠炎、痢疾等）
白色淘米水样		重症霍乱

续表

大便颜色及性状异常		可能的病因
黏液样		各类肠炎、细菌性痢疾、阿米巴痢疾
稀糊状或水样		各种感染性及非感染性疾病（假膜性肠炎、副溶血性弧菌、食物中毒、出血坏死性肠炎等）
细条样		直肠癌、直肠腺瘤
蛋花汤样		婴儿腹泻、食物中毒、消化不良

大便气味异常可能的病因

异常气味	可能的病因
腥臭味	消化系统出血
刺鼻酸味	消化不良、便秘
肉汤样大便伴奇臭味	小肠出血性坏死性炎症
恶臭	进食过多的高蛋白食物或肉类

要点

◇健康的大便呈棕黄色、圆柱状、较软，频次为每天或隔天一次。

◇大便的频率、颜色、性状、气味的变化，可能提示肠道的健康状态。

(10.3) 屁篇

大家有没有数过自己每天会放几个屁？肯定没有吧！一个正常人一天当中大概放屁 5~10 次，约排出 500 毫升的气体。屁里包含着各种成分：59% 的氮 +21% 的氢 +9% 的二氧化碳 +7% 的甲烷 +3% 的氧气 +1% 的"臭气"，"臭气"含有硫化氢、氨气、臭粪素等，正是这 1% 的"臭气"使屁充满了气味，想必大家都深有感受吧。

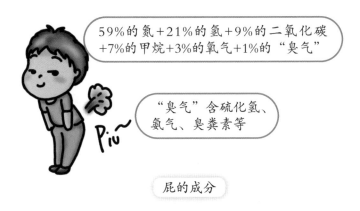

59% 的氮 +21% 的氢 +9% 的二氧化碳 +7% 的甲烷 +3% 的氧气 +1% 的"臭气"

"臭气"含硫化氢、氨气、臭粪素等

Piu~

屁的成分

放屁很臭，挺难为情的吧，尤其在公共场所。但是，有些臭味可能是身体给您的提示，需要引起重视。

屁是肠道细菌作用产生的气体，屁的量次、气味就如同大便一样，都能作为反馈消化道健康状况的指标。在正常的饮食习惯、生活条件下，出现屁的量次异常和（或）屁的气味异常，就应该引起重视，可能是胃肠道出现了问题。

屁异常可能的病因

屁的异常	分类	可能的病因
量次异常	放屁过多	进食较多淀粉类食物（土豆、红薯、糕点等），而蔬菜、蛋白质等摄入不足
	没有屁放	肛门发育不全或无肛症（新生儿）、肛门、直肠疾病（炎症、肿瘤、便秘、肠套叠、肠扭转、肠梗阻等）。若伴有严重的肠绞痛，必须紧急到医院就诊
气味异常	放屁很臭	进食过多的蛋白质类食物（如肉类、油炸食品、烧烤等难以消化而滞留肠道过久，伴随腹胀、便秘）、肠道内细菌感染（伴随发热、肠绞痛、里急后重）、消化道出血、肠道恶性肿瘤（伴随柏油样粪便、有腥臭味屁）等
声音异常	放屁很响	食用薯类、豆类等，分解时会产生大量的二氧化碳，放屁响而不臭。如无不适无需就医

◇正常人一天当中大概放屁 5~10 次，约排出 500 毫升的气体，80% 为氮气和氢气。

◇放屁量次、气味、声音的异常提示可能有身体健康问题。

10.4 口臭篇

日常生活中，口臭似乎是一个很隐晦的问题，会影响我们与人交谈、与爱人亲密接触等。其实，口臭也能反映我们的健康情况。口臭可以分为以下两种。

一种是暂时性的口臭。我们都有经验，吃了大蒜、韭菜之后，嘴巴里就会有一股令人不悦的气味，这种口臭一般都是暂时性的，随着时间的推移就会消失，如果想快速摆脱这股气味，可以通过刷牙、漱口、吃口香糖、喝牛奶等方式来缓解。

另一种是顽固性的口臭。大家是否有过这种经历：与患有胃病的人近距离接触会闻到很明显的口臭味。顽固性的口臭往往提示身体里存在着某些疾病，比如幽门螺杆菌感染、胃炎、消化不良、胃食管反流、便秘等。另外，口腔疾病、呼吸道疾病、心理压力等也会引起口臭。这种口臭一般需要及时去医院进行检查，积极治疗原发病。

然而，在生活中，我们也碰到一个问题：口臭一般都是别人闻得出来，自己却闻不出自己的口臭。下面，就教大家几个方法来判断自己是否有口臭：

（1）闻闻自己的唾液：我们可以用舌头舔一下自己的手背，在唾液半干半湿的状态下，闻一下手背，这个时候如果您闻到臭味，那么您十有八九是有口臭问题啦。

（2）戴着口罩哈气：口罩可以把嘴巴和鼻子一起笼罩在一个相对密闭的环境中，如果存在口臭，那么一哈气我们就可以闻到。

（3）向手掌哈气：这是一个最简单的方式，我们可以用双手罩住自己的嘴巴和鼻子，对着手掌哈气，如果闻到臭味就证明存在口臭啦，这个操作原理和口罩哈气法是一样的。

◇胃肠道疾病患者往往伴随口臭。

◇顽固性口臭需要积极治疗原发病。

◇口臭者往往自己察觉不到。

⑽.5 皮肤篇

大家可能有过这种经历：胃肠不舒服，就会面色发黄、掉头发、皮肤干燥粗糙等。

人是一个有机的整体，脾胃不好，可以反映于身体外部，出现皮肤问题。皮肤病的种类繁多，从发病机制而言，不外乎六淫、劳倦、饮食、情志四种，这四种都与脾胃相关。

那么，我们如何通过观察皮肤来察觉胃肠疾病呢？下面，就给大家加以介绍！

（1）痤疮

痤疮也称"青春痘"，是青春期常见的一种慢性皮肤病，通常发生在面部、胸背部。痤疮多和脾胃湿热、肺经血热等有关。我们经常可以看到身边的人暴饮暴食及食用过多辛辣刺激性食物后颜面出现痤疮。痤疮与细菌感染和炎症反应等因素密切相关，表现为皮脂分泌过多、毛囊皮脂腺导管堵塞等。

（2）湿疹

湿疹最明显的表现就是皮肤出现丘疱疹，并且自觉瘙痒难耐，后期皮肤干燥脱屑。湿疹是脾胃不足、湿邪内阻外发皮肤而引起的，病因较为复杂，消化系统疾病是原因之一，而情绪不良、身体欠佳、生活环境、接触物品等均可能成为诱因。

（3）黄褐斑

黄褐斑也被称为"肝斑"，为面部局部对称、边界清楚的黄褐色或淡褐色斑片，孕妇和中老年人常见。黄褐斑的发生一般与肾阴不足、脾不健运相关，其中脾不健运是主要病因，多见于女性，其发病与妊娠、长期口服避孕药、月经紊乱等有关。

（4）银屑病

银屑病俗称"牛皮癣"，是一种自身免疫性皮肤病，是自身免疫系统攻击导致的疾病。中医理论认为，银屑病是脾肾阳虚或脾胃虚弱所致，证候复杂，变化多端。

（5）脱发

病理性的脱发，每天可脱100根以上，不知不觉头发就日渐稀疏了。最常见的脱发原因就是脂溢性脱发，通常是先天不足、后天失调、劳损肝肾，或者是饮食不节、脾失运化、湿热内生引起。

 要点

◇中医理论中，六淫、劳倦、饮食、情志是皮肤的发病机制。

◇通过观察皮肤可以察觉胃肠疾病。

11.胃癌、结直肠癌的早期筛查（现代医学）

　　我国国家癌症中心近年发布的癌症报告显示，结直肠癌、胃癌的新发病例数量都名列前茅。随着社会的发展，部分癌症呈现年轻化、多发化的特征，因此癌症的早期筛查就显得尤为重要。

　　早期胃癌患者的五年总生存率超过90%，如果早期胃癌没有被发现、得不到有效治疗，超过60%的早期胃癌患者会在五年内发展为进展期胃癌，五年生存率降至20%以下！

　　结直肠癌大多是结肠腺瘤演化而来的，且生长极其缓慢，从息肉到肠癌，大约需要10~15年的时间。所以，我们完全可以早发现、早治疗，只要赶在癌变前做一次结肠镜，就能发现并及时治疗。

　　胃癌和结直肠癌的筛查方法主要有血常规、便常规、内镜检查、CT等。很多人因为胃肠镜检查极其痛苦，因而谈"镜"色变，但其实随着现代科学技术的进步，可以通过麻醉、胶囊内镜等方法，大大减轻胃肠镜检查的痛苦，因此不必因为害怕而拒绝胃肠镜检查。下面，就为大家详细介绍一下胃癌、结直肠癌的早期筛查。

11.1 早期筛查的重要性

胃癌

有研究统计，我国胃癌新发病例总数约占全球新发病例总数的 42.6%，是继肺癌、结直肠癌后的第三大高发癌症种类，成为严重影响我国人群健康的一大杀手。可惜的是，我国胃癌的早期诊断率仍比较低，约 50% 的患者在初次就诊时已经是无法完全治愈的进展期胃癌，即使接受了治愈性的切除术，也仍有较高的远处转移率和局部复发率。研究显示，根治切除术后局部或区域性复发率为 40%，全身性复发率为 60%。

国外研究表明，早期胃癌患者的五年总生存率超过 90%，黏膜内癌将近 100%，黏膜下癌为 80%~90%。但是，据美国国家人群癌症数据库报道，进展期胃癌的五年生存率竟然不到 20%！

由此可见，胃癌早期诊断和治疗非常重要。

结直肠癌

根据临床肿瘤分期标准，分期越早的结直肠癌患者五年生存率越高，早期原位癌患者的五年生存率高达 90%，而晚期远处转移癌患者的五年生存率不超过 3%。

结直肠癌与其他癌症一样，早期大多没有任何症状。有八成的结肠癌患者在诊断时就已经存在结直肠癌相关的体征和症状，此时常常已属于肿瘤晚期。因此，我们应当早发现、早治疗，在还处于腺瘤的阶段就要及时治疗，防止结直肠癌的发生。

要点

◇早期胃癌患者的五年总生存率超过 90%。

◇结直肠癌从息肉到肠癌约需要 10~15 年的时间。

◇约 50% 的胃癌患者、超过 80% 的结直肠癌患者检查出来就已经是晚期。

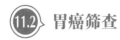 **胃癌筛查**

筛查人群

凡是年龄在 40 岁以上，并且符合下列各项其中之一的，都属于胃癌风险人群，需要进行进一步筛查。

（1）胃癌高发地区人群。

（2）经检测有幽门螺杆菌感染者。

（3）既往胃镜及病理提示有萎缩性胃炎、胃溃疡、胃息肉、术后残胃、肥厚性胃炎、恶性贫血等疾病者。

（4）胃癌患者的一级亲属（父母、子女、兄弟姐妹）。

（5）有胃癌其他风险因素（高盐饮食、食用腌制食物、吸烟、嗜酒等）。

筛查方法

（1）血清学检测：胃蛋白酶原Ⅰ、胃蛋白酶原Ⅱ、胃蛋白酶原Ⅰ/Ⅱ比值（PGR）、血清胃泌素 G17 等指标能较好地反映胃黏膜萎缩及胃癌发生的风险。胃体萎缩者，血清胃泌素 G17 水平显著升高、胃蛋白酶原Ⅰ和（或）PGR 下降；胃窦萎缩者，血清胃泌素 G17 水平下降、胃蛋白酶原Ⅰ和 PGR 正常；全胃萎缩者，上述所有指标均降低。此外，当 G17 高于 1.50pmol/L，PGR 低于 3.89 时，胃癌的发生风险显著增高。

（2）血清肿瘤学标志物：常用的癌胚抗原（CEA）、糖类抗原 199（CA199）、糖类抗原 724（CA724）、糖类抗原 125（CA125）、糖类抗原 242（CA242）等，常被作为胃肠道肿瘤的辅助筛查方法。

（3）幽门螺杆菌感染：检测分为侵入性检测与非侵入性检测。侵入性检测（依赖胃镜）包括快速尿素酶试验、胃黏膜组织切片染色镜检、细菌培养等。非侵入性检测（不依赖胃镜）包括 ^{13}C 或 ^{14}C 呼气试验、粪便幽门螺杆菌抗原等。

（4）内镜检查：推荐对非侵入性检测方法筛查出的高风险人群进行有目的的内镜精查策略。此外，磁控胶囊胃镜系统具有与胃镜相似的敏感性及特异性，是一种可供选择的筛查方式。

（5）上消化道钡餐造影：属传统的胃癌筛查手段，目前在国内已经不再推荐用于胃癌的筛查。

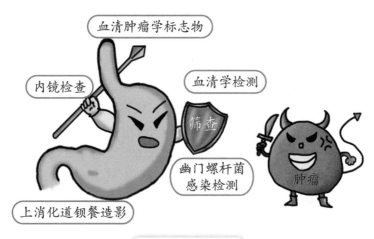

胃癌筛查的方式

◇年龄在 40 岁以上的胃癌风险人群需要定期筛查。

◇胃癌筛查方法主要有血清学检测、幽门螺杆菌感染检测、内镜检查等。

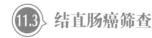
结直肠癌筛查

筛查人群

结直肠癌患者生存期和预后与发现早晚密切相关，如能提高对本病的警惕性，尽早做有关检查，就能将它消灭在萌芽状态。

对于 50 岁以上人群，无论是否出现消化道症状，都需要根据医嘱进行筛查。此外，对于结直肠癌高危人群，需要进行进一步筛查，一般认为符合以下一项或一项以上者，即为高危人群。

（1）一级亲属有结直肠癌史。

（2）本人有癌症史（任何恶性肿瘤病史）。

（3）本人有肠道息肉史。

同时具有以下两项及两项以上者：慢性便秘（近 2 年来每年便秘 2 个月以上）；慢性腹泻（近 2 年来腹泻累计持续超过 3 个月，每次发作持续时间在 1 周以上）；黏液血便；不良生活事件史（发生在近 20 年内，并在事件发生后对调查对象造成较大精神创伤或痛苦）；慢性阑尾炎病史或阑尾切除史；慢性胆道疾病史或胆囊切除史。

筛查方法

（1）粪便检查

粪便潜血试验是开展最早、应用最广泛、价格最低廉的结直肠癌筛查手段。但因其相对较低的敏感性和较高的假阳性率，故仍需辅助其他检查（如结肠镜）明确诊断。

粪便基因试验，无须改变饮食习惯，在检出结直肠癌或腺瘤样息肉上很有优势，但价格较贵，且只能作为筛查手段，目前尚不能替代结肠镜作为诊断指标，对于筛查出有问题的人群，需要进一步做结肠镜检查。

（2）内镜检查

结肠镜是一条柔软的管状仪器，是结直肠癌筛查的金标准，并可通过内镜下治疗切除腺瘤样息肉，预防结直肠癌。

新一代胶囊内镜对大于 1 厘米的腺瘤，有较高的敏感性及特异性，但目前胶囊内镜在结直肠癌筛查中的应用尚不广泛，可用于未完成全结肠镜检查的患者。

（3）影像学检查

CT 结肠成像也称虚拟结肠镜，该检查具有低剂量辐射，可有效监测结直肠息肉的体积增长，提供了一种创伤较小的随访手段，且能帮助发现肠外表现。但 CT 结肠成像对小而平的病灶敏感性较低，尚不能完全代替结肠镜检查。

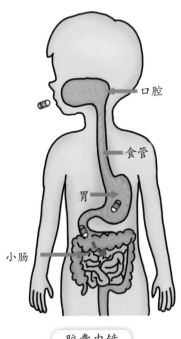

口腔

食管

胃

小肠

胶囊内镜

　　磁共振结肠成像检查具有无侵袭、无辐射的优点，检测直径 ≥ 1 厘米的腺瘤敏感性为 88%，特异性可高达 99%，总体准确度与 CT 结肠成像检查类似。

　　众多研究致力于血液、粪便、体液中特异性生物标志物的探索，如糖类抗原 CA199、癌胚抗原、血清补体 C3a 等生物标志物，以及 KRAS、BRAF、CRC、NDRG4 等基因的突变等。也有研究提示具核梭杆菌是引发结直肠癌的病原菌之一，它通过 FadA 黏附因子侵入人类结直肠癌细胞，进而刺激细胞产生炎症反应并促进肿瘤形成。

◇结直肠癌患者生存期和预后与发现早晚密切相关。
◇结直肠癌筛查首选结直肠镜。

11.4 胃肠镜检查前后的居家注意事项

1. 胃镜检查前的居家注意事项

（1）注意事项

自备毛巾，有利多卡因或普鲁卡因过敏史者，有心、肝、肺等重大疾病史者，近期服用抗血小板或抗凝药者须提前告知医生。

禁食禁水，目的是清楚地看到消化道的黏膜，提高检查成功率，检查前 8 小时需要禁食禁水。

做钡餐检查的患者近期需要做胃镜检查，必须在钡餐检查 3 天后才能做胃镜。

为消除患者的紧张情绪，减少胃液分泌及胃肠蠕动，祛除胃内的泡沫，使图像更清晰，更有助观察，必要时医生会在检查前 20~30 分钟给患者使用镇静剂、解痉剂和祛泡剂。

（2）咽部麻醉药的使用

为使胃镜顺利地通过咽部，减少不适感，做胃镜检查前一般会使用咽部麻醉药，检查前可在家用温开水或矿泉水等按照下面的方法训练模拟，以便掌握服药的动作要领，发挥最好的麻醉效果。利多卡因胶浆的使用方法：将 10 毫升利多卡因胶浆一次性吸入口中，仰头含服约 30 秒，尽可能使咽部麻醉，咽下时要缓慢，以免发生呛咳，同时起到充分起到黏膜麻醉作用。

2. 结肠镜检查前的居家注意事项

（1）做好肠道准备

不充分的肠道准备是结肠镜检查漏诊的主要因素之一。那么，怎么样才能做好肠道准备呢？

饮食准备：术前采用低渣、低纤维饮食，饮食限制一般不超过 24 小时，亦可术前 1 天采用流质饮食。忌食各类蔬菜、水果；可多饮水。通常，在医院预约内镜后，医院也会给出相关饮食准备需要。

肠道准备药物的使用：聚乙二醇是目前国内外应用最为广泛的一类肠道清洁剂，通过口服大量液体清洗肠道，对肠道的吸收和分泌无明显影响，亦不引起水和电解质紊乱。将聚乙二醇电解质散溶于 3 升温开水中，首次服用至少 600 毫升，以后每隔 15 分钟服用 300 毫升，须在两小时内喝完（若感到恶心、呕吐可适当减慢饮水速度），患者服完后须排大便 10 次左右，粪水清澈，不含粪渣，方可行肠镜检查。

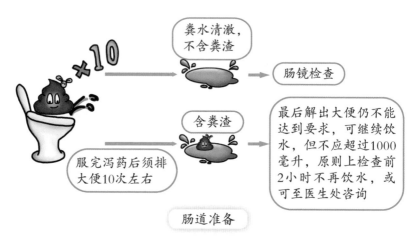

肠道准备

（2）注意事项

携带糖水：如出现头晕、乏力、心悸、出冷汗等低血糖反应时可饮用糖水，注意要使用白糖哦。

服泻药过程中可能出现腹胀、腹痛、恶心、呕吐等反应，症状轻微者应适当减慢服用速度；如出现腹部绞痛、严重腹胀、肛门无排气排便、头晕、眼睛发黑、视物不清、明显乏力、呼吸困难等，则应立即停药及时前往医院处理。

前往医院检查时，应有家属陪同。

高血压患者需按常规服药，血压稳定后可以检查；糖尿病患者须事先说明，提前预约；女性月经期、妊娠期不宜检查；服用抗血小板或抗凝药的患者应告知检查医生。

若医生给了丁溴东莨菪碱处方，请于检查前携带病历至急诊室进行肌肉注射。若有青光眼、尿潴留或严重前列腺增生的患者，不建议使用丁溴东莨菪碱，请提前告知医生。

3. 定期复查

如果肠镜检查发现有息肉，即使已经在内镜下切除，患者也不可大意，仍要进行复查，尤其是息肉数目较多、体积较大和腺瘤性息肉患者更要定期复查！复查的频率应当根据具体情况而定。

病理类型	建议随访时间
增生性息肉	≥ 2 年
腺瘤性息肉（伴有上皮内瘤变）	6 个月至 1 年
绒毛状腺瘤、高级别上皮瘤变和锯齿状腺瘤	3~6 个月复查，若无异常，可延长至 1 年
癌变的息肉	切除后应根据医嘱进行更加密切的随访

◇检查前应遵医嘱，做好居家饮食、用药等准备。

◇息肉和癌症都有复发可能，检查和治疗结束后，应遵医嘱定期复查。

12. 常见胃肠病的自查和自我预防

近年来，随着生活节奏的加快，越来越多的人形成了不健康、不规律的饮食习惯，日积月累的情况下，胃肠疾病很有可能找上门来。常见的胃肠疾病包括胃食管反流病、慢性胃炎、消化性溃疡、胰腺炎、阑尾炎、幽门螺杆菌感染、各类胃肠道肿瘤等。

在很多胃肠疾病出现之前，身体往往会出现一些"信号"，比如恶心、烧心、反酸等，这些"信号"的出现提示我们要保持警醒，呵护好我们的胃肠，并及时地前往医院进行诊断、治疗，避免疾病出现进展，造成更严重的后果。

然而，不治已病治未病。对于普通大众而言，预防胃肠疾病的发生会比治疗胃肠疾病更重要。如果能在胃肠疾病发生前，就及时地进行预防，对于避免胃肠疾病的发生是效果最好、代价最小的。因此，学会胃肠疾病的预防对保持身体健康尤为重要。

胃食管反流病

自查：反流，表现为胃酸或者胃内的食物涌入咽喉或者口腔，常有因反流引起咽喉炎、慢性咳嗽或者气喘的症状；烧心，表现为胸口心窝处烧灼样的感觉；胸痛，严重时疼痛剧烈，可同时出现肩背等部位的疼痛；咽部不适，如有异物感或堵塞感，甚至出现吞咽困难。

发病原因：胃酸、胆汁、食物等反流至食管；长期吸烟、饮酒、食用辛辣刺激性食物或者服用药物，导致食管黏膜被破坏；食管手术、食管结构改变以及肥胖、妊娠、腹水、重体力劳动等增加腹腔压力的因素，影响食管肌肉功能；唾液分泌减少及食管运动异常，如干燥综合征。

自我预防：戒烟限酒，避免经常食用辛辣刺激性食物以及高脂类的食物，饮食不能过热，要细嚼慢咽，适量喝水，促进食管内食物通过；适量运动，保持正常体重；避免长期从事重体力劳动。

12.2 食管癌

自查：食管癌早期，可以没有明显症状，也可表现为胸口不适、烧灼感、疼痛，进食时食物通过缓慢或者偶尔有梗阻感。中晚期，可有吞咽困难进行性加重，从不能吞咽固体食物到液体食物也不能吞咽，常常伴有进食后恶心呕吐；胸口疼痛，甚至痛至背部；由于进食困难以及疾病本身的消耗会出现消瘦、乏力、营养不良等；同时，还可能有出血、穿孔、淋巴结肿大等，转移至其他部位时会出现相关症状，如转移到骨骼出现骨痛，转移到肝脏，出现黄疸（皮肤、眼睛、小便发黄）等。

发病原因：喜食亚硝胺含量高的食物，主要为腌制类食品，另外食用各种霉变的食物，既能产生致癌物质的同时还能促进亚硝胺的合成；长期食用粗糙及过烫的食物、咀嚼槟榔、大量饮酒等会刺激食管黏膜，导致食管上皮增生，发生癌前病变，进而发展为癌；食管炎等慢性炎症刺激也会增加食管癌风险；饮食中缺乏动物蛋白质、维生素；家族遗传因素。

自我预防：避免食用腌制类食物及霉变食物，避免过烫饮食、过量饮酒及长期食用粗糙食物；积极治疗食管炎等慢性炎症，控制症状；保证充足的动物蛋白质以及维生素的摄入；家族中有食管癌病史的应考虑定期行胃镜检查。

消化道出血

自查：以十二指肠屈氏韧带为界，我们可将消化道出血分为上消化道出血与下消化道出血。上消化道出血常表现为呕血、黑便，下消化道出血常表现为便血，呈鲜红或暗红色。如果出现持续性出血，还可出现贫血症状，表现为心慌、头晕、乏力等。当大量出血时，还可出现头晕、心慌加重、晕厥、肢体发冷、心跳加快、血压下降，甚至休克。

发病原因：上消化道出血最常见的原因是消化性溃疡（胃溃疡、十二指肠溃疡）、食管胃底静脉曲张破裂出血（常继发于肝硬化）、急性糜烂性胃炎、胃癌等。下消化道出血常见原因有痔疮、肛裂、结肠肿瘤、结肠炎症（溃疡性结肠炎、缺血性肠炎、感染性肠炎）、血管畸形、肠套叠等。

自我预防：积极治疗原发疾病，如有长期贫血应及时明确贫血原因，并予以对症治疗；避免食用粗糙不易消化、辛辣刺激的食物，避免过量饮酒。

(12.4) 幽门螺杆菌感染

自查：幽门螺杆菌感染与胃炎、消化性溃疡、胃癌关系密切，但是幽门螺杆菌感染者并不一定都会发展为胃溃疡、胃癌。可无明显症状，也可表现为口臭、口干、口苦及其相关疾病的表现。

发病原因：与幽门螺杆菌感染者密切接触，通过粪－口、口－口途径传播；动物和人之间也会通过上述两种途径传播。

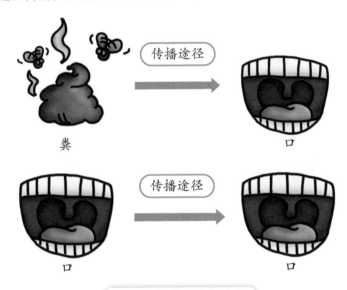

传播途径

粪　口

传播途径

口　口

幽门螺杆菌的传播途径

自我预防：养成良好的卫生习惯，勤洗手；不共用餐具、餐盘，如有共用则应进行有效消毒；家长避免口对口喂食给孩子；及时清理呕吐物、粪便；养宠物的家庭避免口对口接触宠物，及时清理其排泄物。

消化性溃疡

自查：消化性溃疡包括胃溃疡和十二指肠溃疡。典型症状为上腹部不适，如胀痛、隐痛、烧灼样疼痛、饥饿感，并且呈慢性、节律性、周期性发作。胃溃疡的疼痛常在进食后加重，而十二指肠溃疡的疼痛常在空腹时、夜间或清晨出现，相对而言，十二指肠溃疡疼痛部位偏右上腹。当溃疡伴有出血时，表现为柏油样大便，甚至呕血，可伴有头晕、心慌、出冷汗；大出血时甚至可导致休克；伴穿孔时表现为剧烈的腹痛。

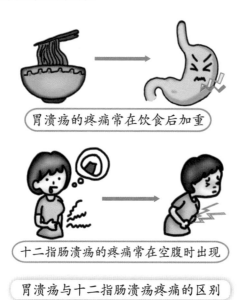

胃溃疡的疼痛常在饮食后加重

十二指肠溃疡的疼痛常在空腹时出现

胃溃疡与十二指肠溃疡疼痛的区别

发病原因：幽门螺杆菌感染；非甾体类消炎药（常见的一些止痛药，如布洛芬、双氯芬酸、吲哚美辛等）、抗血栓药（如阿司匹林、氯吡格雷等）以及某些化疗药等药物损伤胃黏膜；胃排空障碍，如长期反流、胃动力不足等。另外，吸烟、饮酒、长期过大的精神压力及不规律的饮食是消化性溃疡常见诱因。

自我预防：发现幽门螺杆菌感染时应积极行根除治疗；避免长期服用易损伤胃黏膜的药物，在必须长期服用时，可配合服用保护胃黏膜的药物；积极治疗反流；戒烟限酒，规律饮食，避免长期过大的精神压力。

12.6 慢性胃炎

自查：慢性胃炎表现为中上腹隐痛、胀痛、饱胀、饥饿感、烧心、嘈杂等，以及胃口差、反酸、呃逆、恶心等症状，并且反复发作。

发病原因：幽门螺杆菌感染；长期反流；胃排空功能障碍；长期营养不良、饮食结构单一、吸烟、长期饮酒及进食辛辣刺激、粗糙食物；自身免疫性炎症反应导致胃酸分泌减少；精神压力和情绪影响。

自我预防：荤素搭配，适量水果，保持合理的饮食结构；戒烟，避免长期饮酒及进食辛辣刺激、粗糙的食物；新鲜饮食，不吃霉变食物，少吃腌制、熏烤以及含亚硝酸盐的食物；三餐规律，勿忘早餐，切忌饥一顿饱一顿的不良饮食习惯，避免长期吃夜宵；保持良好的心态，避免过度劳累，避免长期熬夜。

胃癌

自查：胃癌早期，常无明显症状，有时会有胃口差、呃逆、反酸等消化不良的症状。中晚期，可有上腹部疼痛，进食后加重，进食时有梗阻感甚至出现进食困难，进食后有恶心、呕吐、食欲减退、甚至厌食、消瘦、乏力、出现腹部包块等。肿瘤出血时，则可出现大便发黑、呕血症状。当肿瘤发生转移时，则会出现相应的症状，如转移到腹腔则会出现腹水，转移到肝脏可出现黄疸等。

发病原因：幽门螺杆菌感染；水土含硝酸盐过量、微量元素比例失调及化学污染；经常食用霉变、腌制、熏烤食物以及含亚硝酸盐过多的食物；遗传因素。

自我预防：合理饮食，多吃水果蔬菜，饮食新鲜，忌食霉变食物，避免经常食用腌制、熏烤、高亚硝酸盐食物；戒烟，避免长期饮酒及进食辛辣刺激、粗糙的食物；保持良好的心态，避免过度劳累，避免长期熬夜；及时筛查。

12.8 结直肠息肉

自查：结直肠息肉分为腺瘤性息肉、错构瘤性息肉、炎性息肉及增生性息肉。结直肠息肉可无明显症状，也可表现为腹痛、腹胀、大便习惯改变，便秘、腹泻、便血、黏液便等，息肉出血较多或反复出血可导致贫血，出现头晕、乏力等症状，息肉较大时可阻塞肠道，导致肠梗阻。

发病原因：高脂饮食，辛辣刺激饮食，长期饮酒，食物中膳食纤维不足；反复腹泻、便秘、肠道感染；肠道菌群紊乱；肥胖；长期焦虑、抑郁等心理因素；遗传因素。

自我预防：保持良好的膳食结构，荤素搭配，增加膳食纤维的摄入，避免长期高脂饮食及辛辣刺激饮食；戒烟限酒；保持良好的生活态度，避免长期焦虑、抑郁等不良情绪出现；保持良好的排便习惯；适当运动，避免肥胖；定期行肠镜检查。

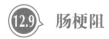
12.9 肠梗阻

自查：出现"痛、闭、胀、吐"，即腹痛、排气排便停止、腹胀、呕吐，为机械性肠梗阻的典型症状。若出现腹胀明显、排气排便不畅，则需要考虑肠梗阻可能。

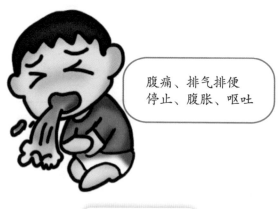

腹痛、排气排便停止、腹胀、呕吐

肠梗阻典型症状

发病原因：机械性肠梗阻（由肠粘连、肿瘤压迫、肠套叠、蛔虫、异物、大量粪便等引起肠腔堵塞，导致肠内容物无法通过或者通过困难）；动力性肠梗阻（肠道动力出现了问题）；血运性肠梗阻（肠系膜血管的血栓、栓塞性疾病，导致肠管血运障碍，影响肠道动力）。

自我预防：适当饮食，避免进食大量不易消化食物，如笋干、糯米制品；多饮水，摄取足量的可溶性纤维素，保持大便通畅，养成良好的排便习惯；适当运动，促进胃肠蠕动，切忌进食后立刻平卧或睡觉，影响食物消化。

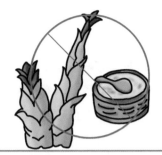

避免进食大量不易消化的食物，
如笋干、糯米制品

不易消化的食物

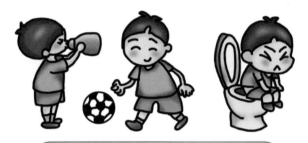

多饮水，摄取足量的可溶性纤维素，保
持大便通畅，适当运动，促进胃肠蠕动

肠梗阻的预防

结直肠癌（大肠癌）

自查：结直肠癌早期，即可出现排便习惯与粪便性状改变，常有血便、脓血便或伴大便不尽感。有时表现为大便变细、反复便秘、腹泻或便秘与腹泻交替。可伴有腹痛、低热、消瘦、乏力、贫血、腹水等。肿瘤长大常引起肠梗阻，表现为腹痛、腹胀、无排气排便、恶心呕吐等。

发病原因：高脂饮食、食物中的膳食纤维摄入不足，肠道菌群紊乱；遗传因素；腺瘤、炎症性肠病、长期吸烟或肥胖、慢性便秘、慢性腹泻、慢性阑尾炎或阑尾切除、慢性胆囊炎及胆囊切除、长期心理精神压力大等也是大肠癌的高危因素。

自我预防：适当锻炼，控制体重；改善饮食结构，增加膳食纤维摄入，避免长期高脂饮食；戒烟；保持良好的排便习惯；如有肠道腺瘤则需进行评估后及时切除；积极治疗炎症性肠病；保持积极乐观的生活态度，避免长期过大的心理精神压力；如有与肠道菌群紊乱相关的慢性便秘、腹泻等可口服肠道益生菌调节肠道菌群。有上述高危因素的患者要定期进行肠镜检查。

12.11 细菌性胃肠炎

自查：细菌性胃肠炎表现为突发的恶心呕吐、阵发性腹部绞痛，肚子咕噜咕噜响，解稀便，甚至水样便，排便次数多，发热、四肢酸痛、乏力、胃口差等。呕吐、腹泻，严重时会出现脱水甚至休克，表现为血压下降、心率加快、心慌、乏力甚至晕厥。

发病原因：细菌感染，常见的细菌有沙门氏菌、大肠杆菌、金黄色葡萄球菌、霍乱弧菌、痢疾杆菌等。大多数由饮食不洁或饮食不节制引起。饮食不洁如进食变质腐败食物、隔夜食物等，夏天常见，这与夏季气温较高，食物容易腐败，细菌容易滋生相关；饮食不节制如大量饮酒、暴饮暴食等。另有部分患者平时肠道较敏感，当进食不当时，比如食物过敏时也会出现。

自我预防：注意饮食卫生，饭前便后要洗手，尽可能避免食用隔夜饭菜及生吃食物；切勿暴饮暴食、大量饮酒，或者食用自身过敏的食物。对于平时肠道较敏感，如经常出现腹泻者，可以适当补充肠道益生菌来调节肠道菌群，提高肠道免疫力；当出现恶心呕吐或腹痛腹泻症状时，应及时就医。

肠易激综合征

自查：在我国，肠易激综合征多见的是腹泻型，主要症状为反复发作的腹泻，大便不成形，有时候会带黏液，腹泻前伴有腹痛或者腹部不适，腹痛常位于下腹部，泻后好转，常由情绪紧张、焦虑、饮食不当诱发。少部分患者表现为便秘型，表现为每周排便次数少于 3 次，大便呈干粪球或硬粪状，伴有排便费力。

发病原因：胃肠动力异常，内脏敏感性增高，肠道感染使用抗菌药物，胃肠道激素异常，以及精神心理障碍如焦虑、抑郁等。

自我预防：保持良好的作息，保证充足的睡眠，三餐规律，荤素搭配，避免暴饮暴食，戒烟限酒，适当运动；调节精神及心理状态，避免焦虑、抑郁情绪。

12.13 急性阑尾炎

自查：急性阑尾炎最主要症状为转移性腹痛，特点是刚开始为上腹部疼痛，逐渐转移到肚脐周围，6~8 小时后转移至右下腹。可伴有胃口差、恶心、呕吐、乏力等症状。严重时出现发热、寒战等全身症状。

发病原因：阑尾管腔阻塞，粪石阻塞是主要原因；比较少见的阻塞原因有肿瘤、异物、蛔虫、食物残渣等；另外某些先天性畸形，如阑尾过长、过度扭曲、管腔细小等；胃肠道功能障碍。

自我预防：饮食卫生，避免吞入异物及长期进食不易消化的食物；避免进食后剧烈运动。

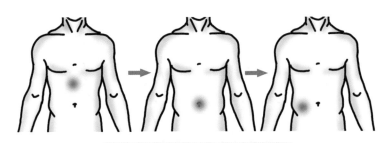

急性阑尾炎转移性腹痛示意图

急性胰腺炎

自查：急性胰腺炎表现为急性、剧烈的腹痛，通常在中左上腹部，甚至整个腹部疼痛，也可表现为腹胀、腰背痛、恶心、呕吐、发热、排气减少、便秘等。重症可表现为腹水、呼吸困难、尿少、精神异常、血压下降，甚至休克。

发病原因：胆道疾病，包括胆石症和胆道感染，如胆管结石、胆管炎、胆囊炎等；大量饮酒；胰管阻塞，包括胰管结石、蛔虫、狭窄、肿瘤等；高脂血症；术后并发症及药物不良反应。

自我预防：积极治疗胆、胰疾病，限制饮酒及高脂饮食，控制体重和血脂水平。

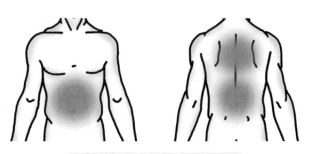

急性胰腺炎疼痛部位示意图

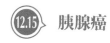

12.15 胰腺癌

自查：胰腺癌腹痛常常表现为持续性、进行性加重的中上腹痛，有时伴有腰背部疼痛，疼痛在弯腰、下蹲或膝盖弯曲侧卧时可缓解，可伴有皮肤黄、尿黄、皮肤瘙痒、消瘦乏力、食欲不振、消化不良等表现。当发生转移时，则有相关部位的表现。

发病原因：常出现于男性及绝经期后的女性；长期大量吸烟、饮酒；长期接触某些化学物质；糖尿病患者；慢性胰腺炎患者。

自我预防：避免长期大量吸烟、饮酒；避免接触有毒的化学物质；糖尿病患者积极控制血糖；慢性胰腺炎患者积极治疗，定期检查。

12.16 **脂肪肝**

自查：脂肪肝常在体检时发现，可无明显症状。也可有右上腹隐痛、胀痛等轻微症状；当存在肝功能损害时，可出现黄疸、胃口差、厌食油腻、恶心、乏力等症状。

发病原因：脂肪肝分为酒精性脂肪肝和非酒精性脂肪肝，前者主要是长期大量饮酒所致，后者与肥胖、糖尿病、高脂血症等相关。

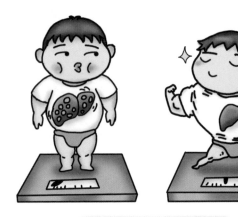

脂肪肝与肥胖息息相关

自我预防：避免长期大量饮酒；控制饮食，适当运动，避免肥胖；保持营养均衡，不乱吃药，在长期服药时需定期检查肝功能。

12.17 病毒性肝炎

自查：常见的病毒性肝炎主要包括甲肝、乙肝、丙肝、丁肝、戊肝。其中部分乙肝、丙肝、丁肝可发展为慢性肝炎，并且可发展为肝硬化和肝癌。甲肝、戊肝则主要为急性感染。不同类型的病毒性肝炎，临床表现相似，主要表现为上腹部不适、疼痛、发热、黄疸、胃口差、厌食油腻、恶心、呕吐、疲倦、乏力等。

发病原因：病毒性肝炎是感染不同类型的肝炎病毒引起的。乙肝、丙肝、丁肝主要通过血液、体液途径传播，其中丁肝病毒依赖于乙肝病毒，因此乙肝患者是感染丁肝的高危人群。肝炎患者和病毒携带者是主要传染源，肝炎病毒可通过母婴、血和血液制品、破损的皮肤黏膜及性接触传播。常见的途径有母婴、输血、打针、输液、文身、打耳洞、性接触等。甲肝、戊肝主要通过粪－口传播，主要是饮用水和食物被甲肝、戊肝病毒患者的排泄物污染所致。

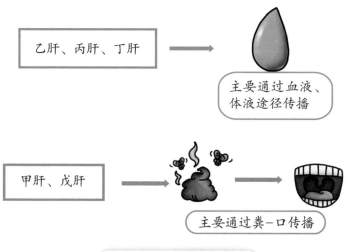

乙肝、丙肝、丁肝 → 主要通过血液、体液途径传播

甲肝、戊肝 → 主要通过粪－口传播

病毒性肝炎的传播途径

自我预防：乙肝、丙肝、丁肝主要通过血液和体液传播，一般饮食不会导致传播，因此患者的餐具以及就餐时不需与家人隔离，但是剃须刀、指甲刀、牙刷、毛巾等可能沾及体液和血液的物品应避免共用；检测乙肝三系，如无抗体，可接种乙肝疫苗并定期复查，接种乙肝疫苗可同时预防乙肝和丁肝，目前尚无有效疫苗可预防丙型肝炎；建议至正规医疗机构输液、打针、输血。甲肝、戊肝主要通过粪－口传播，因此需要保持良好的饮食卫生习惯，保持饮用水卫生，不吃不干净的食物，不喝生水，杜绝生吃海鲜、蔬菜、肉类等食物，特别是水生贝壳类；注意餐具和茶具应充分清洁；饭前便后要洗手。

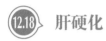 **肝硬化**

自查：肝硬化早期，可无症状或症状较轻，也可有腹部不适、乏力、食欲不振、消化不良和腹泻等。进一步发展后症状加重，可出现肝功能减退及门脉高压两大类症状。前者主要表现为消化吸收不良，如腹胀、恶心、厌食、容易腹泻等，营养不良、黄疸、出血（皮肤黏膜出现瘀斑瘀点、牙龈出血、呕血、黑便等）、贫血、低蛋白血症（水肿和腹水），以及内分泌失调的相关症状（皮肤色素沉着、面色黑黄、晦暗无光，性欲减退、睾丸萎缩、毛发脱落等）；后者主要表现为腹水、脾功能亢进（白细胞和血小板计数减少及贫血）、侧支循环开放（静脉曲张破裂出血、呕血、黑便等）。

发病原因：病毒性肝炎，如乙肝；长期大量饮酒；血吸虫感染；任何引起持续胆汁淤积的疾病；长期服用损伤肝功能的药物；自身免疫性肝脏疾病；遗传性及代谢性疾病，常见的为肝豆状核变性。

自我预防：避免长期大量饮酒；乙肝患者需要积极治疗乙肝；尽可能避免使用损伤肝功能的药物；积极治疗胆汁淤积等相关疾病。已经发生肝硬化时，应注意休息，严格禁酒，停止服用损伤肝功能的药物，避免进食辛辣刺激、粗糙坚硬、不易消化的食物，进食避免过快、过饱，保持大便通畅，必要时使用通便药物，保持低盐饮食，适量饮水，养成良好的个人卫生习惯，房间通风，避免着凉及不洁净饮食。

肝癌

自查：早期，常没有明显症状；中晚期，肝区（右上腹为主）疼痛是最常见症状，其他表现主要有肝脏增大，腹部可摸到固定的包块，可有黄疸、腹水等。

发病原因：在我国，病毒性肝炎主要是乙肝。乙肝病毒感染 – 慢性肝炎 – 肝硬化 – 肝癌四部曲是主要发病机制；长期大量饮酒导致酒精性肝病，进而发展成肝硬化引发肝癌；病毒性肝炎患者如长期大量饮酒会加速肝硬化的形成和发展；血吸虫、华支睾吸虫感染；长期接触亚硝胺类、有机氯农药等化学物质；遗传因素。

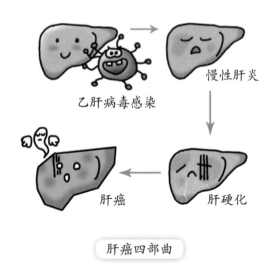

肝癌四部曲

自我预防：避免长期大量饮酒；乙肝患者积极治疗乙肝，定期进行乙肝病毒 DNA 检测以及腹部 B 超等；如从未感染过乙肝则可接种乙肝疫苗；尽可能避免使用损伤肝功能的药物；饮食宜新鲜，忌食霉变食物，避免经常食用腌制、熏烤、高亚硝酸盐食物；避免劳累，保持心情愉快、情绪稳定。

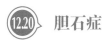 胆石症

自查：胆石症包括胆囊结石和胆管结石。胆石症平时可无明显症状，或表现为上腹部隐痛。在进食油腻、饱餐、睡眠中改变体位时，容易急性发作而出现胆绞痛，甚至肩背部疼痛、恶心、呕吐等；胆石症导致梗阻时，可出现腹痛、高热、寒战、黄疸等。

发病原因：肥胖、高脂饮食、糖尿病、高血脂、长期肠外营养、肝硬化、溶血性贫血、某些胃肠术后等都容易导致结石产生。在进食油腻、暴饮暴食时容易诱发胆石症急性发作。

自我预防：控制饮食，适当运动，避免肥胖；高脂血症患者可合理使用降血脂药；糖尿病患者积极控制血糖；在发现胆石症后，应避免暴饮暴食及进食过于油腻的食物；积极控制体重，避免急性发作。

常见胃肠疾病的食疗方案

胃病食疗方案

胃病中医分型	临床表现	推荐方案
湿热内阻	口黏、口干、口渴，肢体困重，胃脘胀满不适，大便秘结或溏滞不爽，舌苔黄腻	蜂蜜决明子饮：决明子 15 克，用开水冲泡后去渣，加入适量的蜂蜜后代茶饮用
		苏叶莲子粥：鲜苏叶 10 克、莲子 30 克、薏米仁 100 克，同熬为粥
寒湿困脾	口淡不渴，胃脘不适，得温则减，大便溏泻，身重倦怠，舌苔白腻	姜糖山芋：山芋 500 克，生姜 2 片，蜂蜜适量同煮
		生姜粥：鲜生姜 10 克，切成薄片；粳米 100 克、葱 5 克，同熬为粥
肝胃气滞	口干、口苦，情绪不稳定，自觉咽部有异物感，但咳吐不出，舌淡红或舌边尖红，苔薄，脉沉弦	舒心茶：佛手、玫瑰花适量泡茶
		糖醋萝：小萝卜 250 克。将萝卜洗净，切片压碎，用适量的糖、醋、盐、麻油等浸渍即成
脾胃虚弱	面色萎黄，神疲乏力，胃脘不适，按之则舒，大便溏薄或泄泻，舌苔薄腻	红枣益脾糕：红枣 30 克、白术 10 克、干姜 1 克、鸡内金 10 克
		山药粥：新鲜山药 100 克（或干山药片 50 克），洗净切片，同粳米 150 克煮粥

慢性腹泻食疗方案

慢性腹泻中医分型	临床表现	在益生菌调理基础上，推荐的食疗方案
寒湿泻	泄泻清稀，腹痛肠鸣，苔白腻	丁香面：主要的材料有面条 100 克、丁香 6 克、草果 15 克、胡椒粉、盐适量。首先，把丁香和草果制作成细粉；然后，在锅里面加入水烧开后放入面条煮熟；最后，加入胡椒粉、丁香草果粉、盐拌匀即可

续表

慢性腹泻 中医分型	临床表现	在益生菌调理基础上，推荐的食疗方案
湿热泻	腹痛与泄泻交作，泻下急迫，或泻而不爽，大便质地稀薄，色黄褐而臭，舌苔黄腻	车前山药粥：山药 30 克、车前子 12 克。将食材研成细末，车前子择去杂质，装入纱布袋内然后扎紧袋口，跟山药一起放入锅中，然后加清水，用小火煮成粥
伤食泻	腹痛肠鸣，泻下粪便臭如败卵，并夹有完谷，泻后痛减，舌苔黄或厚腻	粟米山药糊：粟米 100 克、山药 100 克、白糖适量 用法：将粟米、山药用小火炒至焦黄，研为细粉，每次取 30 克，加水 200 毫升，煮熬成糊，加白糖调匀，随宜食用
脾胃虚弱	反复出现大便溏泻，完谷不化，胃口差，稍进油腻食物就会出现大便次数明显增加，且面色萎黄，疲倦，舌淡苔白	八宝糯米饭：白扁豆 50 克、薏米 30 克、核桃肉 30 克、桂圆肉 30 克、青梅 20 克、大枣 20 枚、去皮的山药 100 克，适量的白砂糖，糯米 500 克、猪油 50 克，常规煮服
肾阳虚衰	黎明五更之前腹痛肠鸣即泻，泻下完谷，泻后则安，形寒肢冷，舌淡苔白	羊肉黄芪汤：羊肉 100 克、黄芪 30 克、乌梅 20 克、食盐适量。首先，把羊肉洗干净切成小块；然后，和黄芪、乌梅一起放进锅里面加水煮汤，煮到羊肉熟烂就可以趁热吃肉喝汤

消化道肿瘤食疗方案

消化道肿瘤分型	常用食物 / 食疗品	推荐食疗
早期及术前准备阶段	常用食物：砂仁、木香、藕、沙参、贝母、天花粉、生芦根等	沙参佛手粥：沙参、山药、莲子、佛手各 20 克，少许糖，小火熬成粥
术后放疗与化疗阶段	常用食物：西洋参、吉林参、黄芪、大枣、甲鱼肉、枸杞子	西洋参粥：取西洋参薄片约 20 克，煎汤，其渣取出嚼食，后入粳米，煮成稀饭

续表

消化道肿瘤分型	常用食物	推荐食疗
中晚期失治及复发阶段（津亏热结型）	常用食物：猕猴桃汁、梨汁、西瓜汁、甘蔗汁、韭菜汁、沙参、麦冬等	猕猴桃茶：取新鲜猕猴桃 2 个，去皮核榨汁，将猕猴桃汁兑入去除茶叶渣的绿茶中饮用即可
中晚期失治及复发阶段（瘀血阻滞型）	常用食疗品有沙参、麦冬、百合、细生地、太子参、藏红花、桃仁等	沙参麦冬百合饮：沙参 30 克、麦冬 30 克、百合 30 克一起洗净煎汤，去渣饮汁
中晚期失治及复发阶段（气虚阳微型）	常用食疗品：有西洋参、太子参、附子、肉桂、鲜龙眼肉、生姜等	桂浆粥：取肉桂 20 克，煎取浓汁去渣，再用粳米煮粥，待粥将成时调入桂汁及红糖适量

要点

◇大部分胃肠病除了会有胃肠道表现之外，也会有一些其他部位的表现。

◇不合理的饮食习惯是多种胃肠病常见原因，纠正饮食习惯有助于防治胃肠病。

◇如果症状持续存在，需要立即就医。

13. 中西医共护胃肠

我国自古以来就有"不治已病，治未病"的说法，防重于治，胃肠道调养可以有效预防相关疾病的发生。

中西医分别有自己独特的胃肠道健康调养办法，二者结合，则获益良多。

西医调养胃肠从肠道菌群入手，科学家们认为调养胃肠在维护胃肠道正常功能中起到重要作用。它们不仅承担着加工食物的艰巨任务，更是识别、驱赶、清除病原体、训练免疫系统的好手，与我们的饮食、运动、心理健康等有着直接而密切的影响。

中医调养脾胃注重阴阳平衡、顺应四时、注重脏腑气机，"法于阴阳，和于术数，食饮有节，起居有常，不妄作劳"，讲究"治未病""天人相应""形神合一"的预防之道。在中医理论的基础上，国医大师葛琳仪认为脾胃病的调治需遵循"正本清源，补虚泻实"的原则，灵活施治。

胃肠健康调养之现代医学观

人类每天都要接触各种病毒、细菌等病原体，人体免疫系统则发挥着强大的防御作用，始终与各种病原体相抗衡，保卫着我们的健康。所以说，最有效的药，就是人体自身的免疫力！

（1）如何调节肠道微生态

对于维护免疫功能的稳定，人体的微生态至关重要。

虽然细菌是居住在人体内的微小生物，但其地位却与人体脏器相当。细菌在人体消化道中广泛存在。它们不仅承担着帮助加工食物的艰巨任务，更是识别、驱赶、清除病原体，训练免疫系统的好手，而且肠道菌群合成得让人有幸福感的血清素和让人兴奋的多巴胺等神经递质，对于心理健康也十分重要。因此，我们需要提升体内的有益菌数量，保持体内菌群的平衡。

肠道微生态失调与多种疾病相关，如腹泻、难辨梭菌感染、炎症性肠病、肝病、癌症等。所以，修复失衡的肠道微生态对于维系人体健康来说尤其重要。

近年发展起来的"粪菌移植"技术是通过纠正肠道微生态失衡来治疗疾病的。然而，尽管粪菌移植被越来越多地用于治疗严重的肠道疾病，但其安全性依旧需要引起重视。美国食品药品监督管理局发出警告：使用粪菌移植可能存在严重或危及生命的感染风险！相关报道中提到，两名接受粪菌移植治疗的免疫缺陷成人出现由产超广谱钠酰胺酶（ESBL）的大肠杆菌引起的侵袭性感染，其中 1 人死亡！

因此，寻找一种安全、有效且易行的肠道微生态调节手段就显得尤为重要。

研究发现：充分摄入谷类、蔬菜、豆类食物和水果等植物性食品，以及酸奶、奶酪等发酵食品，同时添加益生菌、膳食纤维、低聚糖等，也可以调节肠道微生物环境，它们可以有针对性地给某些乳杆菌和增殖双歧杆菌等益生菌提供养分。

（2）如何挑选益生菌

益生菌可以制成很多不同类型的产品，包括食物、药物和膳食补充剂。那么，我们需要怎么来选择适合自己的益生菌呢？记住下面两个原则：

● 一看菌株

我国在 2010 年发布了《可用于食品的菌种名单》，并在随后几年以公告形式对名单进行了增补，截至 2019 年，名单中提到的可用于保健食品的益生菌，共有 35 个菌种。

可用于食品的菌种名单

菌属	菌种名称	拉丁学名
双歧杆菌属 *Bifidobacterium*	青春双歧杆菌	*Bifidobacterium* adolescentis
	动物双歧杆菌（乳双歧杆菌）	*Bifidobacterium animalis*（*Bifidobacterium lactis*）
	两歧双歧杆菌	*Bifidobacterium bifidum*
	短双歧杆菌	*Bifidobacterium breve*
	婴儿双歧杆菌	*Bifidobacterium infantis*
	长双歧杆菌	*Bifidobacterium longum*
乳杆菌属 *Lactobacillus*	嗜酸乳杆菌	*Lactobacillus acidophilus*
	干酪乳杆菌	*Lactobacillus casei*
	卷曲乳杆菌	*Lactobacillus crispatus*
	德氏乳杆菌保加利亚种（保加利亚乳杆菌）	*Lactobacillus delbrueckii subsp. Bulgaricus*（*Lactobacillus bulgaricus*）
	德氏乳杆菌乳亚种	*Lactobacillus delbrueckii subsp. lactis*
	发酵乳杆菌	*Lactobacillus fermentium*
	格氏乳杆菌	*Lactobacillus gasseri*

续表

菌属	菌种名称	拉丁学名
乳杆菌属 *Lactobacillus*	瑞士乳杆菌	*Lactobacillus helveticus*
	约氏乳杆菌	*Lactobacillus johnsonii*
	副干酪乳杆菌	*Lactobacillus paracasei*
	植物乳杆菌	*Lactobacillus plantarum*
	罗伊氏乳杆菌	*Lactobacillus reuteri*
	鼠李糖乳杆菌	*Lactobacillus rhamnosus*
	唾液乳杆菌	*Lactobacillus salivarius*
	清酒乳杆菌	*Lactobacillus sakei*
链球菌属 *Streptococcus*	嗜热链球菌	*Streptococcus thermophilus*
乳球菌属 *Lactococcus*	乳酸乳球菌乳酸亚种	*Lactococcus Lactis subsp.Lactis*
	乳酸乳球菌乳脂亚种	*Lactococcus Lactis subsp.Cremoris*
	乳酸乳球菌双乙酰亚种	*Lactococcus Lactis subsp. Diacetylactis*
丙酸杆菌属 *Propionibacterium*	费氏丙酸杆菌谢氏亚种	*Propionibacterium freudenreichii subsp. Shermanii*
	产丙酸丙酸杆菌	*Propionibacterium acidipropionici*
片球菌属 *Pediococcus*	乳酸片球菌	*Pediococcus acidilactici*
	戊糖片球菌	*Pediococcus pentosaceus*
明串球菌属 *Leuconostoc*	肠膜明串珠菌肠膜亚种	*Leuconostoc mesenteroides subsp. mesenteroides*
葡萄球菌属 *Staphylococcus*	小牛葡萄球菌	*Staphylococcus vitulinus*
	木糖葡萄球菌	*Staphylococcus xylosus*
	肉葡萄球菌	*Staphylococcus carnosus*
芽孢杆菌属 *Bacillus*	凝结芽孢杆菌	*Bacillus coagulans*
酵母菌属 *Saccharomyces*	马克斯克鲁维酵母	*Kluyveromyces marxianus*

需要注意的是，并非所有的益生菌都适合婴幼儿食用。2011年，我国发布了《可用于婴幼儿食品的菌种名单》，仅仅只有双歧杆菌属和乳杆菌属中的 7 种益生菌可用于婴幼儿。另外，嗜酸乳杆菌仅限用于 1 岁以上幼儿。因此，在给婴幼儿挑选益生菌食品时，不仅要看益生菌菌种名称，还要看菌株号是否《可用于婴幼儿食品的菌种名单》中，建议大家在选用的时候咨询专业医生或药师的意见。

可用于婴幼儿食品的菌种名单

菌属	菌种名称	拉丁学名	菌株号
双歧杆菌属 Bifidobacterium	动物双歧杆菌	*Bifidobacterium animalis*	Bb-12
	乳双歧杆菌	*Bifidobacterium lactis*	HN019/Bi-07
	短双歧杆菌	*Bifidobacterium breve*	M-16V
乳杆菌属 Lactobacillus	嗜酸乳杆菌	*Lactobacillus acidophilus*	NCFM
	鼠李糖乳杆菌	*Lactobacillus rhamnosus*	LGG/HN001
	发酵乳杆菌	*Lactobacillus fermentum*	CECT5716
	罗伊氏乳杆菌	*Lactobacillus reuteri*	DSM17938

● 二看活菌数

益生菌是活菌制剂，益生菌的剂量以每个包装含有的细菌菌落数（CFU）表示，CFU 值越大，表示含有的活菌数越多。

加拿大卫生部规定，关于益生菌产品的每日食用量不得少于1000 万 CFU。意大利《益生菌及益生元指南》中对于益生菌的每日食用量推荐为不少于 10 亿 CFU。我国《益生菌类保健食品申报与审评规定（征求意见稿）》：益生菌类保健食品在其保质期内，每种菌的不得少于 100 万 CFU。

尽管目前对益生菌产品活菌数的要求尚未完全达成共识，但毫无疑问的是，益生菌产品的活菌数必须达到一定的数量才会有效。

（3）益生菌使用中应注意的问题

益生菌用于治疗急性腹泻时，常与抗菌药物和蒙脱石散合用，联合用药需特别注意给药间隔时间。

益生菌是一种活的微生物，而抗菌药物能抑制细菌生长或杀灭细菌。因此，为保证益生菌存活，应避免与抗菌药物同时服用。若需同时应用抗菌药物，则应错开服药时间，二者给药间隔时间应在 2 小时以上。某些特殊的益生菌如酪酸梭菌、布拉酵母菌和芽孢杆菌制剂，对抗菌药物不敏感，可以与抗菌药物同时使用。

同样的，蒙脱石散作为一种肠道吸附剂，可以吸附肠道中的细菌等微生物。因此，建议益生菌与蒙脱石散合用时也需间隔 1 小时以上。

通常的服药方式为：先服用抗菌药物，间隔 1 小时后服用蒙脱石散，与抗菌药物间隔 2 小时后再服用益生菌。

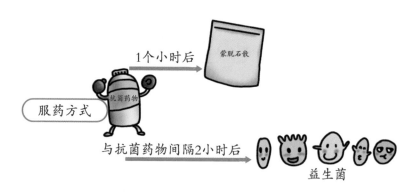

蒙脱石散、抗菌药与益生菌合用的方式

由于益生菌是活菌制剂，对储存温度可能有特殊的要求，但并非所有的益生菌制剂都如此。大多数益生菌要求 2~8℃保存，也有一些常温保存就可以。因此，使用前需仔细阅读说明书。另外，益生菌服用时需使用温水溶解，水温不宜超过 40℃。

部分益生菌的辅料中含有牛奶成分，对牛奶过敏的患儿则会发生过敏症状，使用前也应仔细阅读说明书，留意辅料成分。有的益生菌中含有麸质蛋白，可能诱发炎症，加重乳糜泻患者的病情，因此，在使用前请仔细阅读说明书。

◇现代医学认为，肠道菌群的平衡对人体健康有重要作用。

◇可以多吃膳食纤维含量高的食物和发酵食品来增殖有益菌。

◇挑选益生菌，一看菌株，二看活菌数。

13.2 **胃肠健康调养之中医观**

《黄帝内经》是中国现存最早的中医学理论专著，从中延伸出的中医养生理论蕴含着著名的"治未病"、"天人相应"、"形神合一"的思想，呼吁每一个人都作为一个主体投入到养生事业中去，而不是仅仅依靠医者予药。"上古之人，其知道者，法于阴阳，和于术数，食饮有节，起居有常，不妄作劳，故能形与神俱，而尽终其天年，度百岁乃去"。

（1）从阴阳而调理脾胃

阴和阳是两种相互对立的属性，对立之中又有联系，中医常运用阴阳之间相互关联和对立的性质，来解释人体的生理活动和病理变化，进而指导临床的诊断和治疗。

在中医理论中，脾属阴土，喜燥恶湿，胃为阳土，喜润恶燥，一阴一阳，相助为用。脾胃阳气有推动、温煦的作用，而阴气则有镇静、滋润、凝聚等作用。脾胃病，常是阴阳失调所致，出现脾胃传导失常，而见各种病症。

一是饮食寒热要适宜。《灵枢·师传》中指出："食饮者，热无灼灼，寒无沧沧"，热属阳，寒属阴，寒热对脾胃过度刺激会影响水谷运化、吸收，影响气血生成，甚至引发疾病。

二是饮食多少要适宜。"西而阳气虚。故早饭可饱，午后即宜少食，至晚更必空虚"。自然界阳气最旺盛的时间为早上至中午，此时脾胃的功能逐渐增强，此时可以多食，补充一天的能量；而中午以后直至夜间，阴气渐长，要减少进食。

三是饮食种类要均衡。古人在实践中总结经验，提出了"五谷为养、五果为助、五畜为益、五菜为充，气味合而服之，以补精益气"的饮食模式，从而构建了古代养生学膳食的结构基础。

即以五谷为主食，五果为辅食，五畜作为补益食材，五菜作为五脏精气的充养，通过合理均衡搭配食用不同种类的食材，可以补益人体精气，延年益寿。

（2）从五行而调理脾胃

在五行学说指导下，人们用木、火、土、金、水五种物质及其运动变化规律来概括自然界五时气候和物候的运转规律，具有相互资生、相互制约的规律，归属关系如下：木、火、土、金、水，肝、心、脾、肺、肾，胆、小肠、胃、大肠、膀胱，怒、喜、思、悲、恐，酸、苦、甘、辛、咸。这一理论为脾胃调理带来如下启示。

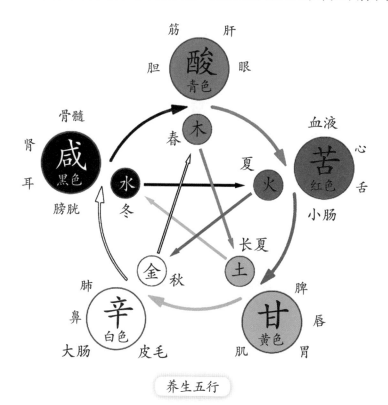

养生五行

情绪的变化直接影响脏腑的功能活动。《素问·阴阳应象大论篇》云："人有五脏化五气，以生喜怒悲忧恐"，心"在志为喜"，肝"在志为怒"，脾"在志为思"，肺"在志为忧"，肾"在志为恐"。"怒则气上，喜则气缓，思则气结，悲则气消，恐则气下"，"百病生于气"，保持良好的情志是维持脏腑功能良好的前提。

调畅饮食是保持脏腑功能正常的基础保障，但要防止不节制或不清洁，不可过饥过饱、过冷过热，更不能暴饮暴食。另外，饮食不能过偏，需要谨和五味（酸、苦、甘、辛、咸），才能保持健康。

此外，《素问·五常政大论》还提出"药以祛之，食以随之"，药疗和食疗相互配合，把治病与养生结合起来，合理选择药物和食物，方能御病防邪。

（3）从脏腑而调理脾胃

中医以人体内脏为主要研究内容，根据生理功能不同，分为五脏（心、肺、脾、肝、肾）和六腑（胆、胃、小肠、大肠、膀胱、三焦）。五脏的生理特点是化生和贮藏精气，六腑的生理特点是受盛和传化水谷，消化食物。因此，六腑需要防止阻塞，做到"以通为用，以降为顺"，这就是所谓的"流水不腐户枢不朽"。

节制饮食对调理脏腑十分重要。《素问·痹论》云："饮食自倍，肠胃乃伤"。《千金要方·道林养性》说："须知一日之忌，暮无饱食"。《管子》说："饮食节，则身利而寿命益，饮食不节，则形累而寿命损"。梁代陶弘景《养性延命录》也指出："不渴强饮则胃胀，不饥强食则脾劳"。这些论述都说明了节制饮食对养生具有重要意义。

有所食而有所不食。《素问·奇病论》中记载糖尿病患者发病原因："此人必数食甘美而多肥也"。也就是说，糖尿病与饮食偏甜、偏油腻有很大关系。因此，合理的饮食是远离病邪的重要条件之一。《灵枢·五味》也提出："肝病禁辛，心病禁咸，脾病禁酸，肾病禁甘，肺病禁苦"之"五禁"。

（4）从气血津液而调理脾胃

气的升降出入是生命活动的基本特征，通过气化可以将脾胃化生的精微物质输布到全身，六腑以通为顺，食物的正常转化都是气化的具体表现，调畅气机是人体生命活动的重要保障；人体贵在气血调畅，津液来源与饮食水谷，通过脾、胃、小肠、大肠等脏腑进行布散。

饮食水谷入胃后，经过胃的受纳腐熟、小肠的受盛化物，吸收水谷中的营养物质和水分，在脾气升清的作用下，将水谷精微物质上输于肺，代谢后的水液经肾排入膀胱，食物残渣经大肠转化排出体外。因此，调畅气血、固护津液、益气生津是调理脾胃，保证其正常生理功能的重要方式。

（5）从四季而调理脾胃

"人以天地之气生，四时之法成"，人是天地之气交汇的产物，所以人的养生保健也要从整体出发，顺应天地之气的变化，做到与天地同步。

《内经》关于四季养生指出总的原则为："春夏养阳，秋冬养阴"。唐代王冰在《增广补注黄帝内经素问》中提到："春食凉，夏食寒，以养于阳；秋食温，冬食热，以养其阴"。实乃在四季饮食养生方面的具体指导。

春季养生，重点养肝，多食温补阳气的食物，如葱、姜、蒜、韭菜、芥末等，少吃寒性食物。同时，春天要少食酸性食物，适当多食甘性食物，如土豆、山药等以养脾气。如唐代名医孙思邈说："春日宜省酸，增甘，以养脾气"。

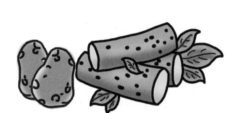

春宜省酸，增甘，以养脾气

夏季饮食要注意顺应阳气生长的规律，以清淡为主，低脂、低盐饮食。可以适当喝些绿豆粥等有消暑止渴、清热解毒、生津利尿作用的食物，但要少食生冷。同时，夏季出汗较多，要多食新鲜的水果蔬菜，如西红柿、冬瓜、西瓜等食物。

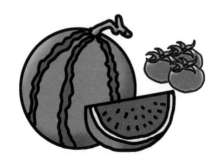

夏以清淡为主，低脂、低盐饮食

秋季饮食要注意顺应阳气收敛的规律，饮食方面要注意"养阴防燥"，饮食以养阴，滋润多津液为主。同时，要注意养肺，少食辛味食物、如姜、蒜、咖喱、花椒等食物，多食百合、莲藕、丝瓜等食物。

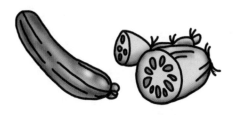

秋养阴，以滋润多津液为主

冬季饮食要注意养肾、防寒、无扰乎阳。饮食要以养阴为主、养肾为先。可以吃一些动物类食品或豆制品等，如羊肉、大豆、木耳、芝麻等食物。

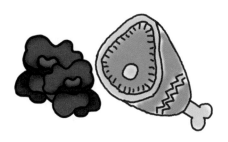

冬养阴为主，以养肾为先

（6）从六淫外邪而调理脾胃

所谓六淫，是风、寒、暑、湿、燥、火六种外感病邪的统称。六淫与季节、地域、环境等密切相关，且可同时发作多种，甚至能相互影响和转化。因此，在调理上也是多方位的，不可孤立而看。

脾为太阴湿土之脏，胃为阳明燥土之腑。湿土之脏，喜燥而恶湿；燥土之腑，喜润而恶燥。因此，在四季养生中，长夏之暑湿、秋之燥气，最易损伤脾胃，出现燥湿不相济的表现，如腹泻、呕吐、胃痛等症状，另寒邪客胃，饮食之生冷也易影响脾胃之运化，出现腹痛、呕吐、消化不良等症状。所以需要少吃生冷、燥热之物，生活中避免潮湿、闷热的环境，春季注意避风，夏季注意暑热湿气，秋季要预防干燥，冬季要抵御寒冷的侵袭。通过方药调补，让"正气存内"，才能"邪不可干"。

要点

◇中医养生需道法自然，天人合一。

◇形神共养调治脾胃。

◇了解脾胃特点，从阴阳、五行、四季等方面切入，掌握调养脾胃的要点。

国医大师三期调脾胃

国医大师葛琳仪擅长治疗脾胃系疾病，其认为脾胃病的调治需遵循"正本清源，补虚泻实"的原则，要以清法为主，贯穿始终，并在清法的基础上调理、巩固脾胃。在"固本清源"思想的指导下，临证详辨病情，灵活施治。可以分三期调养脾胃。

（1）清：2~4 周

在脾胃疾病早期，宜根据邪之所属，分别采用清利、清化、清疏等祛除留邪，因势利导，切忌截堵病邪出路，以免关门留寇；且攻邪宜早，迟则徒耗正气。

清疏：胃肠以通为顺，胃气壅滞者常见腹部胀满，疼痛连及胸部，饭后尤甚，呃逆或放屁后才缓解，纳呆便秘，可有情志抑郁、急躁易怒、苔薄或腻。常因情志因素致病或加重病情。葛老指出，此类患者中医辨证为肝气郁滞、肝胃不和，治疗上需用清疏之品。

清化：即化湿祛邪，脾虚湿滞或湿热阻滞胃肠者，常自觉胃中灼热、嘈杂、口干或苦或黏、纳呆恶心、大便黏腻不爽、舌红或淡胖，苔厚腻或白或黄。多与饮食不慎等因素有关。在治疗上，需清化湿热、理气助运。

清利：即清热利湿，胃肠湿热内蕴而以热为主者，临床常见胃中灼热疼痛、口苦口臭、口舌生疮、嗳气泛酸、易饥不食、大便干结、舌质红、舌苔薄黄腻。多由喜食辛辣煎炸所致。葛老认为，这类患者邪热内盛，应治以清利，但不主张大量使用寒凉药，因其非但不能折其热、清其火，反而容易败胃气。在清的基础上，保持大便通畅也非常重要，大便通畅则气机通畅。

（2）调（标本兼治）：4 周

在脾胃疾病中期，经过前期的清法祛邪，邪气基本已被清除，此时继续祛邪，反而容易伤及正气，但也不可以滋补，容易助长邪气。葛老主张此时调理应以"疏、理"为法则，多用轻灵之药进行调理，尽量避免使用大寒大热的药材，药味要精，用量宜轻、质宜薄、味宜淡，注重辨病、辨证、辨体的多元思辨，随之加减用药。此外，葛老以古方为基，建议衷中参西，可适当加用益生菌更好地调理脾胃。

（3）固：4~6周

经过前两期的治疗，邪气得除，正气稍亏，可以用一些固本之药培护正气，防止邪气复侵。在扶正的过程中，切忌蛮补，当于补中佐以气药，以防气机郁滞。此法适用于病情缓解，以虚为主者，临床常见腹部隐痛不适、口干舌燥、胃中嘈杂、干呕、大便或溏或结、舌淡嫩、苔少或薄腻等。

三期调养脾胃方案

总则	时间	具体治则	用药	食疗方案
清	2~4周	清疏	柴胡、郁金、制香附、广木香、佛手、玫瑰花、代代花、黄芩、蒲公英	佛手茶、玫瑰花茶
		清化	川厚朴、苍术、苏梗、佩兰、草果、薏苡仁、黄芩、蒲公英	绿豆汤
		清利	生地、麦冬、玉竹、何首乌、天花粉、鲜石斛、制黄精、黄芩、蒲公英、石菖蒲	莲子百合汤
调	4周	理气、健脾温肾、消食化湿、清热	理气用陈皮、佛手；健脾用白扁豆、白术、山药；温肾多用乌药、仙茅、淫羊藿，消食多用六神曲、鸡内金、莱菔子；化湿惯用厚朴、佩兰、苍术、豆蔻；利湿则用茯苓、薏苡仁；清热用黄芩、蒲公英	芡实糕、薏仁粥
固	4~6周	健脾补气、滋阴润燥	补气多用太子参、白术、茯苓、扁豆、陈皮、佛手、焦六曲等平补之味；滋阴润燥多用生地、沙参、麦冬、玉竹、鲜石斛等	茯苓饼、芡实糕

◇国医大师葛琳仪认为，脾胃病的调治需遵循"正本清源，补虚泻实"的原则。

◇国医大师葛琳仪将脾胃调养分为清、调、固三期进行。

14. 胃肠保健误区与建议

减肥算不算胃肠保健？

对于肥胖人群，减肥是非常有必要的保健手段。

那么，只吃水果、蔬菜可以减肥吗？

不可以！长期单一的饮食结构不仅会营养失衡，还可能因为在水果中摄入过多的糖分而造成血糖升高。

大量运动可以减肥吗？

适度的运动有助于减肥，过量的运动反而影响身体健康。

吃减肥药呢？

是药三分毒！如果没有医生的正确指导，随意吃药带来的更多的是副作用。

深度排毒总没错吧？毒素排出来身体肯定就能健康！

错！过度排毒极容易导致脱水、药物依赖、血压或代谢问题！

轻断食是普遍认可的，总归可以作为日常保健手段了吧？

可以，但也要看人群的，并且轻断食并不意味着就可以不运动。

在日常保健中，我们经常会被一些错误信息误导，采取一些不正确的保健方法，给身体带来损伤。追求健康美丽而采取日常保健措施是必要的，但要分得清，什么才是正确的保健方法。

减肥

提到减肥这个话题，我们一定会想：这和胃肠保健有什么关系呢？其实，对于肥胖人群，减肥是非常有必要的，但是过度减肥却会造成胃肠道损伤，不利于健康。

1. 减肥误区

（1）水果蔬菜当饭吃

很多人为了快速减肥，会只吃水果蔬菜，即使在外就餐也只吃蔬菜沙拉，连酱料都不会去碰。

我们在这里必须明确：任何只吃一类或者几类固定食物，不吃其他种类食物的饮食方式都是不科学、不正确的。我们的身体需要营养均衡，需要从各种食物中获取正常生活所需要的能量、蛋白质、脂肪和各种营养素。水果蔬菜中所含的蛋白质不足，会出现营养失衡。此外，水果中含有大量的有机酸、单宁、蛋白酶等物质，会刺激胃黏膜，吃多了反而会影响胃肠道的消化功能。部分水果中还含有大量的糖分，只吃水果会造成血糖升高，危害身体健康。

（2）运动过量无节制

减肥确实需要伴随适度的运动，但是过量的运动却是不可取的。现实生活中也常有关于过量运动导致横纹肌溶解甚至肾衰竭的报道。

除此之外，过量运动会导致大量出汗，造成水分和电解质不断流失，甚至脱水；还会影响骨骼的生长发育，诱发心肌缺血，导致自主神经功能紊乱，出现内分泌紊乱。而且，人体在运动时，迷走神经兴奋性降低，消化液的分泌会无法受到抑制，其结果会影响食物的消化与吸收，过量运动会导致食欲不振、消化不良、便秘等疾病的发生。

所以，运动一定要量力而行，不可过量无节制，尤其是对于长期不运动的人来说，更不可以一蹴而就，需要循序渐进地运动。

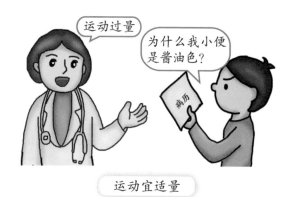

运动宜适量

（3）随意吃减肥药

每个人在减肥的时候都会遇到瓶颈期，这时候无论是节食还是运动都无法像之前那样瘦下去，很多人在沮丧的同时，会开始选择吃减肥药这种极端的方法来渡过瓶颈期。

然而，随意吃药会出现很多副作用，常见的是胃肠道反应如恶心、呕吐、食欲不振、腹泻等。此外，也有一些胃肠道外的副作用如心悸、精神错乱、药物依赖、肝肾衰竭等，更有甚者会出现死亡。

我们需要知道，目前市场上唯一上市的减肥药只有奥利司他，它通过抑制脂肪酶、减少脂肪吸收而达到减肥的效果，属于非处方药，适用于肥胖或体重超重的患者，需要在药师指导下用药。其他成分不明的减肥药在减重的同时，可能也会在身体里埋下各种健康隐患，不可以随意服用。

（4）饱一顿饿一顿

很多人前一天吃了一顿大餐，后一天就会选择不吃来寻求平衡，或者说是心理安慰。

如果您不小心前一天的晚餐吃多了，那么第二天的早餐和午餐的量您可以稍微减少一点来平衡一下，以减少热量的摄取，但是不要完全不吃。大吃大喝之后，油腻的东西进到胃里面，胆囊会收缩，收缩之后，胆结石就会堆积，甚至引起胰腺炎。体检中我们经常发现胆囊炎的患者往往有饮食不规律的问题，甚至长期不吃早餐。

2. 正确的减肥建议

（1）养成良好的饮食习惯

在日常生活中，饮食要规律，定时吃一日三餐，荤素搭配，均衡、全面地摄入各种营养素，不可暴饮暴食。另外，一些小细节也可以帮助我们养成良好的饮食习惯，比如吃饭时细嚼慢咽、吃饭前先喝汤垫肚子、少吃夜宵等，都能起到一定的减肥效果。

（2）适当运动

适当的运动，尤其是有氧运动，如慢跑、步行、骑车、游泳、跳绳、瑜伽等，对于减肥来说最为健康、有效，推荐每周至少有两天分别进行一次有氧运动。另外，在选择运动种类时，要充分评估自身的身体条件，在不超过自身负荷的情况下，逐次增加运动量，并在运动过程中做好防护措施，如穿戴护腕、护膝、护踝，穿防滑运动鞋等。

（3）寻求专科医生帮助

对于过度肥胖影响到日常生活的患者，可以去寻求专科医生的帮助。专科医生会根据肥胖的成因、肥胖的程度、身体的综合素质等，制订完整的减肥计划，可以通过外科或内镜手术、药物等方式减肥，获得预期的减肥效果。

（4）规律作息

养成良好的作息习惯，对于自身健康具有一定的作用，也有助于减肥。在日常生活中，我们需要做到早睡早起，使机体有充分的时间进行自我调节，坚持一段时间之后，我们会发现之前的各种不良症状就会减轻或者消失。

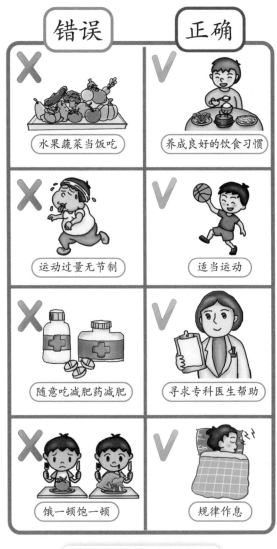

减肥的"对"与"错"

◇减肥只适用于肥胖人群，体形正常的人群不建议过度减肥。

◇拿水果当饭吃、过量运动、随意吃减肥药、饥一顿饱一顿都是不可取的。

◇正确减肥需要适量的运动、良好的饮食习惯、规律的作息，必要时应寻求专科医生帮助。

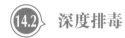

14.2 深度排毒

深度排毒是指将身体内的有毒、有害物质排出体外。正确的操作在一定程度上是可以帮助我们减轻胃肠道负担，然而由于人们对深度排毒理论与方法认识的不足，深度排毒过程中出现了许多错误的方式，会损伤胃肠健康。

1. 深度排毒误区

（1）吃泻药清肠排毒

很多人认为，便秘会蓄积毒素，那就通过吃一些泻药来排出毒素。殊不知，泻药中的一些成分会对身体造成伤害，如果过量服用，还会导致脱水、电解质紊乱。比如含大黄、番泻叶、芦荟等成分的"肠清茶"，都会含有一些蒽醌类物质，导致结肠黏膜变黑，引起"结肠黑变病"，长此以往还会形成依赖性，严重影响正常排便，所以在生活中不能盲目使用泻药来进行排毒。

（2）断食、不吃东西排毒

病从口入，那么毒素也会随食物进入体内，是不是不吃就可以排毒了呢？事实上，并不是！食物是人体获得能量的主要来源，如果断食，那么能量供给将会不足，会影响脏器的功能，造成严重营养不良，久而久之会对人体造成严重的伤害。此外，断食导致胃肠道"空转"，胃内分泌的胃酸没有食物可供消化，则会攻击胃黏膜，容易导致胃炎、胃出血的发生。所以，靠不吃东西来排毒也是不可取的。

（3）喝油排毒

有人说，喝油排毒能治疗糖尿病、高血压、肝硬化等各种疾病；有人说，喝油能减肥；有人说，喝油能降血脂、降血糖……但事实上，到目前为止，并没有足够的科学证据能够证明，大口喝油、大碗吃油，对健康有好处。现实生活中，吃高脂肪的食物多了，难免就会带来更多的热量、更少的膳食纤维，那就更加不利于防肥、防病、防肠癌。此外，长期的高脂饮食也会扰乱肠道菌群的平衡，继而引发各类胃肠道疾病。

2. 正确的"排毒"建议

（1）跑步锻炼

慢跑是一种很好的排除体内毒素的办法，我们在慢跑的时候，身体的机能都会开始活动，这样就能够促进我们身体的新陈代谢，让毒素随着汗水排出体外，持之以恒地锻炼，会使我们收获健康。

（2）早睡早起

按时睡觉，养成早睡早起的好习惯，这样就能让我们人体的各个机能在规定的时间内良好地排毒，若是熬夜或晚起的话，就错过了身体排毒的时间，这样体内的毒素就不能够很好地排出，也会影响我们的身体健康，所以养成良好的睡眠习惯是非常重要的。

（3）适量摄入果蔬

在日常生活中，水果和蔬菜是非常重要的食物。适量摄入果蔬也是健康生活的一部分。每种蔬菜、水果中都含有我们身体所需要的营养成分所以我们每天对于水果和蔬菜都要有合理的摄入，让我们的身体营养充足，更好地保障健康。

（4）养成良好的排便习惯

人体的肠道占据身体的大部分，是很重要的消化器官，也是人体排泄的主要器官，养成良好的排便习惯有助于体内代谢产物和代谢毒物的排出。规律排便，每次排便时间不超过 10 分钟，在排便时切莫进行其他的活动。

（5）增加饮水量

水是最天然的排毒工具，它可以冲走人体内蓄积的毒素，促进体液循环，健康成年人每天需要喝 7~8 杯水（1500~1700 毫升），多喝水有助于代谢产物的排出。

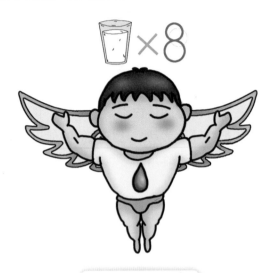

足量饮水促排毒

要点

◇吃泻药、断食、喝油都不是正确的排毒方式。

◇正确地排毒需要跑步锻炼、按时睡觉、摄入果蔬、排便习惯良好、增加饮水量等。

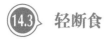 **轻断食**

　　轻断食是由英国学者 Michael Mosley 发起的一种新的保健方式。科学地轻断食的确有益健康，但是盲目跟风也要不得，其中也有很多学问，需要我们去细细把握。

　　目前流行的轻断食方法有 4 种，包括：

　　日内断食法：一天中只有 8 小时正常进食，其余 16 个小时不进食。

　　隔日断食法：第一天正常进食，第二天食量降低到第一天的 25%~50%，第三天继续正常进食。

　　5/2 断食法：选出一周中不连续的 2 天作为断食日，将食量降低到 25%~30%，其余 5 天正常进食。

　　果蔬汁断食法：选出一个月中不连续的 2~5 天作为断食日，只喝白开水、果蔬汁和蔬菜汤，热量控制在 300~500 千卡 / 天，其余时间正常进食。

1. 轻断食误区

　　科学的、适当的轻断食对于胃肠道来说是有益的，但是不科学的轻断食却会对胃肠道造成伤害，对于轻断食，我们往往会存在一些误区。

　　（1）所有人都可以进行轻断食：对于健康人群，以及一些身体超重、血脂升高、胰岛素敏感性下降、限制食量能力较差、工作忙碌的人来说，轻断食是一种很好的养生方法，而对于特殊人群如儿童、孕妇、哺乳期妇女、老人、胃肠功能紊乱、肝肾功能不良等，不宜贸然尝试轻断食，应咨询医生意见。

　　（2）轻断食就是不吃东西：轻断食不是什么都不吃，而是限制热量摄入，不吃东西会诱发胃炎、消化性溃疡，且会导致营养不良、胃肠道不能正常工作等，断食期间也需要保证低热量的营养摄入。

（3）轻断食就可以不运动了：轻断食期间，仍需要结合适当的运动，才能够发挥最大的作用，否则吃得少又不运动很容易导致便秘等胃肠功能紊乱。断食期间可以进行散步等强度较小的运动，避免剧烈运动。

2. 轻断食建议

轻断食前准备：轻断食前需要测量体重，计算身体 BMI，计算公式为：BMI（kg/m^2）= 体重（kg）/ 身高（m）的平方，一般健康人的 BMI 会在 18.5~23.9kg/m^2。断食日的食物需要提前准备，选择富含优质蛋白质、低升糖指数的食物。合理选择断食日期，通常周末会是家庭聚餐的时间，尽量把断食日放在每周中间。

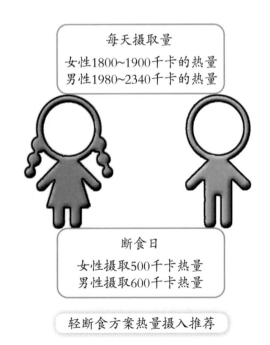

每天摄取量
女性1800~1900千卡的热量
男性1980~2340千卡的热量

断食日
女性摄取500千卡热量
男性摄取600千卡热量

轻断食方案热量摄入推荐

轻断食执行期间：如果在轻断食期间感到饥饿，可以适当分散一下注意力，尝试克服，如果无法克服甚至身体感到不适，可以适当摄入一些低热量食物。在轻断食期间需要多饮水，一方面可以降低饥饿感，另一方面可以促进身体的新陈代谢。

膳食安排：一般一个健康成年女性每天需摄取 1800~1900 千卡的热量，男性则需摄取 1980~2340 千卡的热量，在断食日，建议女性摄取 500 千卡热量，男性摄取 600 千卡的热量。

碳水化合物：选择一些热量较低、升糖指数较低的碳水化合物，如糙米、薯类等，不建议完全禁食碳水化合物。

蛋白质：将蛋白质纳入允许的热量额度之内，并应选择"优质蛋白质"，如鱼类、禽类等。

脂肪：尽量减少脂肪的摄入，选择低脂烹饪手法和低脂食物。

矿物质与维生素：减少食盐摄入，采用低盐的烹调方法，同时可适量食用富含钙、镁的食物，如脱脂纯牛奶和坚果等。另外，也应适量摄入维生素丰富的食物，如富含维生素 C 的水果等。

◇轻断食有益健康，但不是所有人都可以轻断食。
◇轻断食不代表不吃东西、不运动。
◇轻断食需要有科学的时间规划和饮食规划。

补充益生菌

之前我们已经给大家介绍了益生菌——"身体的好朋友"，但是我们在对待这个好朋友的方式上却存在着一些不正确的做法，无法发挥其调节胃肠道的功能，甚至适得其反。

1. 益生菌补充误区

（1）多多益善

不少人觉得益生菌就是一个好东西，好东西就要天天补，"多多益善"。这是不正确的，虽然有一部分益生菌作为保健品在使用，但并不是所有人都适合补充益生菌。

益生菌通常被用于治疗肠道菌群紊乱引起的疾病，如急性腹泻、炎症性肠病、便秘等，也被用于调节胃肠道的菌群平衡，帮助恢复胃肠道功能。但是对于健康的人，肠道菌群处于动态平衡，额外过多地补充益生菌反而会打破原有平衡。此外，对于机体免疫力低下或存在基础疾病的特殊患者，有可能引起细菌感染，如菌血症、心内膜炎等。

（2）不管什么时间段都可以补益生菌

不管是食物、药物、还是益生菌，都有自己最合适的服用时间。很多人都喜欢空腹补益生菌，觉得空腹有利于吸收，但是空腹时胃内的酸性较强，此时补益生菌容易被灭活，起不到作用。空腹不可以补充益生菌，那吃饭的时候补充可以吗？也不行！吃饭时补充，益生菌与食物一起移动，无法起到帮助消化的效果，疗效大打折扣。因此，益生菌最佳的补充时间是饭后半小时左右。

（3）大人补的益生菌给孩子补

有些人会觉得，益生菌这种东西，大人用的和孩子用的应该是一样的。其实不是，成人与儿童的肠道菌群结构是存在差异的，成人用的益生菌品种与儿童用的益生菌品种也存在差异，尤其对于婴幼儿，胃肠道更为脆弱，仅有 7 种益生菌可以被婴幼儿使用。如果贸然将大人用的益生菌给孩子用，会导致孩子出现肠道菌群失调，甚至导致感染。

（4）多种益生菌一起补

益生菌的补充也不是种类越多越好。由于各种益生菌制剂使用的菌株和剂量不同，其补充的场景也是不同的。如果多种益生菌一起补，一方面联合使用可能增加不良反应；另一方面疗效也会相互影响，出现疗效降低等情况。所以，一般会建议只补充一种益生菌。

2. 中西合璧，共克胃肠时艰

中医中药在治疗脾胃病方面有非常重要的地位和显著的疗效，当发生急性胃肠疾病去医院就诊时，医生往往会采用中医辨证论治联合益生菌治疗的方法，共克胃肠时艰。

（1）遵医嘱使用

菌群紊乱是胃肠道疾病发生及进展的关键环节，医生在诊疗时会依据疾病的分期（急性期、慢性期）或者疾病的虚实状态选择不同的中药方剂联合益生菌方案，通过中医药调理来为益生菌助力，共同保护胃肠健康。这个时候，就需要遵循医嘱使用，不可出现随意增减用量或更改疗程、使用其他益生菌替代等情况。

（2）注意益生菌储存条件及服用注意事项

前面也提到，益生菌是一种活菌制剂，大部分都需要在 2~8℃的环境下储存，也就是要放进冰箱冷藏。当然也有一部分可以在室温条件下储存，需要认真阅读说明书。另外，益生菌服用时需使用温水溶解，水温不宜超过 40℃。如果在治疗期间，采用的方案是中药联合益生菌，建议益生菌和中药服用时间间隔 1 小时。

（3）固定益生菌时间服用

在服用益生菌时，需要每天固定一个时间服用，使益生菌与有害菌可以形成一个周期性的平衡，从而起到最大的治疗作用。

◇不是所有人都适合补充益生菌。

◇大人吃的益生菌不能随便给孩子吃。

◇服用益生菌要注意时间、水温。

15. 胃肠保健要领

前面我们已经知道了中、西医各自的胃肠道调养方式，也知道了胃肠保健中的一些误区与建议。那么，我们普通人日常要如何进行胃肠道的养生保健呢？

您日常穿衣睡觉喜欢露肚子吗？

您喜欢吃螃蟹、冰淇淋吗？

您三餐都在什么时间吃？是细嚼慢咽还是狼吞虎咽？是先吃菜还是先喝汤？饭前吃水果还是饭后吃水果？您吃得比小鸟少还是比大象多？您挑食吗？

您便秘吗？

您日常会运动吗？

您每天是乐呵呵还是愁眉苦脸？

我们的肠胃状况，是我们日常生活、饮食、作息、运动、情绪的镜子，所有点滴细节，都对我们肠胃有着或多或少的影响。因此，改善肠胃状况，就需要从这些生活细节来着手。

接下来，我们从衣、食、住、行、思五个方面，对胃肠道保健做详细的介绍。

15.1 衣：腹部保暖，百病不侵

（1）腹部保暖的重要性

小时候，妈妈常常会唠叨："睡觉一定要把被子盖在肚子上，不然着凉肚子会痛的""天凉了把棉毛衫塞到棉毛裤里面""不要贪凉喝冰水"。这都是因为我们的腹部怕凉！

如今，"脾胃虚寒"这四个字越来越频繁地出现在大众视野中，脾胃的功能就像煮饭时的柴火，火不够旺，则无法将米饭煮熟。脾胃虚寒者，脾胃功能低下，吃进去的食物就无法被充分消化吸收，最终使得虚者更虚、寒者更寒。

脾胃虚寒的一部分原因就是源于我们在生活中不重视腹部保暖，使得外寒侵袭脾胃。这时，如果不引起重视，随着时间的推移，就容易出现各种问题，比如食欲不振、腹部胀满不适、消化不良、腹痛腹泻、手脚冰凉等，部分女性还会出现白带量多质稀、痛经等，都可能影响人们的生活质量。

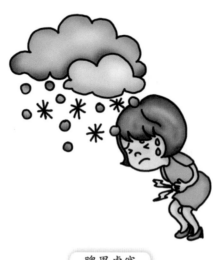

脾胃虚寒

（2）学会识别性寒凉的食物

寒凉的食物也会使腹部受凉，这方面往往会被我们忽视。那么，生活中哪些常见的食物是性寒凉的呢？

肉类中有各类海鲜，如螃蟹、田螺、河蚌、蛤蜊、蛏子，还有猪肉、鸭血、甲鱼等。

蔬菜类有绿豆、莼菜、鱼腥草、莲藕、空心菜、粉丝、马齿苋、木耳菜、龙须菜、海带、菜瓜、紫菜、草菇、黄豆芽、绿豆芽、苦瓜、蕨菜、苦菜、竹叶菜、蒲公英等。

水果类有西瓜、柚子、梨、枇杷、香蕉、柿子、猕猴桃、杨桃、甜瓜等。

饮品类有绿茶、金银花茶、苦瓜茶、苦丁茶等。

（3）腹部保暖的小贴士

饮食上：一来避免直接食用寒凉食物，在冰箱里的水果饮料需在室温中放置一段时间之后再食用，夏天少吃冰淇淋、少喝冷饮；二来避免过量食用性寒凉之物，饮食数量上做到有所节制。

着装上：穿着暖和，女生尽量不穿或少穿露脐装，在寒暑交替季节要及时增减衣物，不可以为了追求风度而不要温度。夏天开空调要将空调调到适当的温度，26℃最佳。

此外，还可以进行腹部按摩，改善血液循环，加强腰部和背部的训练，加强核心力量，必要时可以使用收腹带和热水袋。

◇腹部受凉会导致脾胃虚寒，引发消化不良等。

◇着装上注意腹部保暖，饮食上避免食用过多寒凉食物，这些都可以有效预防腹部受凉。

15.2 食：三餐有学问，食之有道

1. 最佳饭点推荐

俗话说民以食为天，那么怎么样才能算健康饮食呢？首先，在时间上就有讲究。《黄帝内经》曰："智者之养生，必须四时而适应寒暑，和喜怒而安居处，节阴阳而调刚柔；如是则辟邪不至，长生久视"。也就是说，在最合适的时间段进食才够达到健康养生的目的。

《医宗金鉴》是最早记录十二时辰和十二经脉之间关系的中医典籍，其中说道"每日寅时从肺起，卯时流入大肠经，辰胃巳脾午心火，未时应注小肠经，申属膀胱西属肾，戌走包络亥焦宫，子胆丑肝寅又肺，十二经脉周环行"。

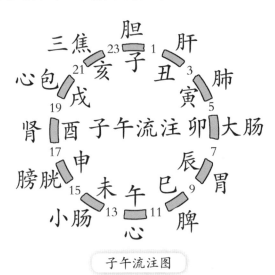

子午流注图

人体有十二条经脉，昼夜有十二个时辰，人与自然相对应，每一条经脉经主管一个时辰。寅时开始入肺经，卯时入大肠经，辰时入胃经，巳时入脾经，午时入心经，未时入小肠经，申时入膀胱经，酉时入肾经，戌时入包络经，亥时入三焦经，子时入胆经，丑时入肝经，到了寅时又重新从肺经开始，十二经脉与十二时辰相循环，周而复始。

辰时（7点—9点），胃经最旺，而到了巳时（9点—11点），则是脾经最旺。胃主受纳，脾主运化，整个上午，脾胃经气旺盛，受纳和运化能力较强，能够承受更多的食物并将它们消化吸收，转化成水谷精微濡养全身。此时，我们可以美美地吃上一顿丰富营养的早餐，为忙碌的工作和学习提供能量基础。

未时（13点—15点）是小肠经最旺的时候。小肠可以进一步消化吸收胃输送下来的食物，分清泌浊，将水液归于膀胱，变成尿液排出体外，将糟粕送入大肠变成粪便排出体外，将食物中的精华上输送于脾脏。因此，建议午餐时间控制在11点—12点30分，在小肠最活跃的时间点前吃完，给小肠充足的时间运作。

酉时（17点—19点）是肾经最旺的时候。肾为先天之本，五行属水，方位归北。我们在经过申时泻火排毒后，必然需要补充能量，在酉时进入贮藏精华的阶段。因此，我们在这个时辰内吃晚餐对身体最为适宜。此外，建议晚餐后4小时才后入睡，这是食物在胃肠道中完全被消化吸收所需的时间。

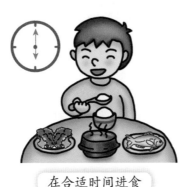

在合适时间进食

2. 最佳吃饭速度推荐

有些时候，由于工作繁忙，我们囫囵吃几口就继续工作了，根本不会细嚼慢咽。然而吃饭速度过快也会带来一系列的亚健康问题。

（1）肥胖

日本有研究发现，进食速度快者较正常人更易发胖 4.4 倍，男性较女性更易发胖 2.8 倍。

（2）加重心脏负担

人在吃饭时，心跳会加快 8%~10%，吃得越多越快对心率影响越大，这对普通健康人其实没有什么大影响，但对于本身心脏就不好的人，就很可能会导致心慌、不适等感觉，甚至引发心肌梗死。

（3）损伤胃肠道

吃饭过快、咀嚼次数不够，进入消化道的食物仍较大，加之食物进入消化道加快，会刺激消化道，容易损伤消化道黏膜，久之产生炎症，甚至溃疡、出血。

专家推荐，每口食物需要咀嚼 20 次，每次吃饭时间半个小时左右，一方面有助于消化，另一方面可以有足够的时间给大脑传递"吃饱"的信号。此外，随着年龄的增长，人体的代谢能力也会下降，老年人在吃饭时最好能做到每口食物咀嚼 25~50 次。

3. 最佳进食顺序推荐

大部分人喜欢在餐后喝粥或喝汤，但其实这样的饮食方式是错误的。汤应该在主食前喝，如果餐后喝汤的话，相当于在稀释胃酸，这样不利于食物的消化，主食前先喝小碗汤不仅可以暖胃还可以果腹。

那么，水果又该在什么时候吃呢？水果中含有大量果糖，果糖不需要通过胃来消化，可以直接进入小肠。如果饭后马上吃水果，人体会按照进食的顺序，先消化吸收食物，而后才是水果，等到水果被消化吸收时，已经在体内停留了很长一段时间，果糖会发酵甚至腐烂产生毒素，从而引起不适。因此，通常推荐在两餐之间进食水果。

因此，通常我们推荐的进食顺序是：小碗汤→蔬菜→主食→鱼虾类→肉禽，在两餐之间进食水果。

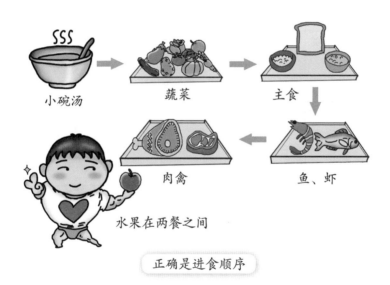

正确是进食顺序

4. 最佳进食量推荐

若要身体安，三分饥与寒，也就是说吃饭只要吃七八分饱就可以了。中庸之道言"过犹不及"，吃饭也是一样的道理，吃太饱会增加胃肠的负担，吃太少又没法提供每日活动的能量。因此，我们需要根据自己每日的能量消耗，摄入一定量的食物，以保证能量的出入在一个相对平衡的点上。

通常，我们每日所需的基础物质的量如下。

碳水化合物：每日所需 400~500 克，是主要的热量来源，占总热量的 60%~65%，一般由谷物供给。

蛋白质：每日最低需求量 30~45 克，成年人每千克体重每日需 1~1.5 克，主要来源有瘦肉、蛋、乳、大豆与豆制品，其中动物蛋白应占 1/3。

脂肪：成年人每千克体重每日需求量 1~1.2 克。

膳食纤维：每日需求量 20~30 克。

各类维生素、矿物质：每日需求量见下表。

成年人每日维生素、矿物质需求量

维生素、矿物质	成年人每日所需量
维生素 A	男性每日摄取量约 800 微克 RAE（视黄醇活性当量），女性为 700 微克 RAE（视黄醇活性当量）
维生素 B_1	男性每日摄取推荐量 1.4 毫克，女性为 1.2 毫克
维生素 B_2	男性每日摄取推荐量为 1.4 毫克，女性为 1.2 毫克
维生素 B_6	每日摄取推荐量为 1.4 微克
维生素 B_{12}	每日摄取推荐量为 2.4 微克
维生素 C	每日摄取推荐量为 100 毫克
维生素 D	每日摄取推荐量约为 10 微克
维生素 E	每日摄取推荐量为 14 毫克
维生素 K	每日摄取推荐量约为 65~80 毫克
钙 Ca	每日天摄取推荐量约为 800 微克
钾 K	每日摄取推荐量为 2000 毫克
钠 Na	每日摄取推荐量为 2~4 克，最高不超过 6 克
铁 Fe	男性每日摄取推荐量为 12 毫克，女性为 20 毫克

5. 饮食均衡搭配

根据《中国居民膳食指南》的推荐，在日常饮食中，我们需要保持饮食的多样性，每天摄入 12 种以上食物，每周 25 种以上，做饭时应注意"多样少量"，选择小份量的食物，增加食物的种类，注意粗细结合、荤素搭配。每天的膳食应包括谷薯类、蔬菜水果类、畜禽鱼蛋奶类、大豆坚果类等食物，具体摄入量如下。

谷薯类：每天应摄入谷薯类食物 250~400 克，其中全谷物和杂豆类 50~150 克，薯类 50~100 克。

蔬菜水果类：保证每天摄入蔬菜 300~500 克、新鲜水果 200~350 克。

奶制品、豆制品类：吃各种各样的奶制品，相当于每天摄入液态奶 300 克，经常吃一些豆制品，如豆腐、豆浆等，适量吃一些坚果。

肉类：每周吃鱼 280~525 克，畜禽肉 280~525 克，蛋类 280~350 克，平均每天摄入总量 120~200 克，肉类的选择优先选择鱼和禽，少吃肥肉、烟熏和腌制肉制品。

调味料：成人每天食盐不应超过 6 克；油的摄入量应为 25~30 克，每日反式脂肪酸摄入量不超过 2 克；每天糖摄入不超过 50 克，最好控制在 25 克以下。

饮水：每天需要足量饮水，成年人每天 7~8 杯（1500~1700 毫升），定时喝水，不要等渴了才去喝，提倡喝白开水，不喝或少喝含糖饮料。

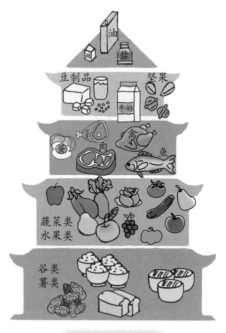

健康膳食宝塔

◇一日三餐最佳时间分别是：早餐7点—9点、午餐11点—
  12点30分、晚餐17点—19点。

◇吃饭时，每口食物需要咀嚼20次，每次吃饭花半个小时。

◇最佳进食顺序为：小碗汤→蔬菜→主食→鱼虾类→肉禽，
  在两餐之间进食水果。

住：胃肠通畅，一身轻松

1. 保持胃肠通畅的方式

（1）饮食调节

注意均衡饮食，切勿暴饮暴食，少吃不易消化、生、冷、煎炸类食物，饭后要注意休息一会，睡前不宜进食。

（2）坚持适度运动

运动有助于胃肠蠕动，进食后 60~90 分钟再进行适当的锻炼，有助于胃肠通畅。

（3）合理补充益生菌

益生菌可以调节肠道菌群，合理使用益生菌可以帮助肠道进行大扫除，可以让肠道更通畅。

2. 有助于胃肠排空的食物

有四类食物有助于胃肠排空。

第一大类，可以增加肠道内乳酸菌的数量，促进胃肠蠕动，使排便更为顺畅的乳制品，比如酸奶、奶酪等。市面上现在也有益生菌的药物，用来调节肠道菌群，不仅可以治疗便秘，还可以治疗腹泻。

第二大类，使大便变得疏松，降低黏稠度的五谷杂粮，如大米、小麦、番薯等。

第三大类，可以为我们提供大量的维生素和纤维素，促进胃肠蠕动，如新鲜蔬菜等。

第四大类，富含油脂，有助于食物在胃肠道内滑动，比如坚果、水果、豆类等。

当然，也有一些食物会造成腹泻、便秘等问题。

第一大类就是我们生活中常常遇到的刺激性食物，如辣椒、大葱、蒜、胡椒粉等，容易使人"上火"，造成大便干结难以排出。

第二大类，油腻食物，比如肥肉、油炸食物等，这类食物会增加大便的黏稠度，刺激胃肠道，使肠蠕动减慢。

3. 最佳排便时间

中医有言，"大肠主传化糟粕、卯时流入大肠经"，大便排出的最适宜的时间点在卯时，也就是早晨5点至7点，这个时候，一有便意就应该立即如厕。奈何这个时间我们不是在与周公约会就是奔波在上学或上班的路上，晨起的这段时间对起床困难户来说太珍贵了，不舍得用来如厕。

4. 最佳排便姿势

排便应该选择"蹲便"还是"坐便"呢？答案来了，那就是"蹲便"！

蹲便更有助于排便。我们体内有一块叫"耻骨直肠肌"的肌肉，它从一侧耻骨出发，在直肠后面绕一圈，再回到另一侧耻骨，形成一个环，正好把直肠钩住，使直肠形成一个尖端向前的角度，称为"肛管直肠角"，简称"肛直角"。从理论上来说，肛直角越大，排便时越省力。一般坐姿时肛直角呈 80°~90°，而蹲姿时肛直角可以达到 100°~110°，因此蹲便更适合排便。

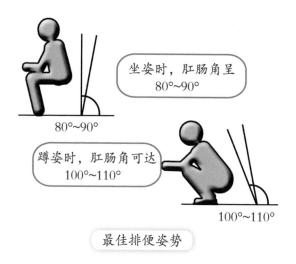

坐姿时，肛肠角呈
80°~90°

80°~90°

蹲姿时，肛肠角可达
100°~110°

100°~110°

最佳排便姿势

然而，蹲便对普通人来说没有什么困扰，但是对于便秘人群，长时间蹲着容易腿麻，这时坐便的优势就出现了，坐便可以有效减轻腿部的压力。虽然理论上蹲便比坐便更易排便，但并不是意味着坐便就不适合排便，坐便的优势就是相对舒服。但是坐便容易增加排便时间，有些人喜欢坐在马桶上玩手机、看小说，增加了痔疮的发生风险。

5. 养成排便好习惯

除了要注意排便时间、排便姿势、饮食习惯以外，还有一些其他注意事项。

大便时，要速战速决，专心致志，不要在大便时玩手机、看书、看报，要集中精力全身心排便。有便意时及时排便，不要强忍便意，容易变成便秘。大便后，要正确地擦拭肛门口，要从肛门前往后擦，否则可能会造成阴道炎、尿路感染等疾病。此外，也要经常运动，锻炼身体，做提肛运动，养成良好的排便习惯。

要点

◇饮食调节、适量运动、合理使用益生菌可以帮助保持肠道通畅。

◇最佳排便时间是早晨5点—7点，如果不能做到，退一步讲，也要养成定时排便的习惯。

◇最佳排便姿势是蹲便。

◇排便需要专心，久蹲容易增加痔疮的发生风险。

行：适当按摩，全身运动，胃肠康健

腹部按摩能改善胃肠道血液循环，促进胃肠蠕动，加快粪便的排出。对于一些长期胃肠道功能紊乱的人群，在排除疾病、药物及其他原因后，平常可以尝试腹部按摩及穴位按揉来改善症状。

1. 腹部按摩

腹部按摩的方法有多种，其中直推式按摩法简单易学，具体步骤如下：①按摩前小便以排空膀胱，脱去过多的衣物，松开腰带，取仰卧位，双腿屈曲，腹部放松。②用右手（或双手掌叠压）贴于右下腹部，大鱼际和掌跟着力，由下而上推揉至右肋部，然后在肚脐上方，由右向左推至左肋部，再向下推揉至左下腹部，其大致顺序为右下→右上→左上→左下，动作由轻至重，缓慢柔和，以自觉舒适为宜。③接着进入第二循环，如此反复按摩 10 分钟，可自我按摩，也可帮助他人按摩。

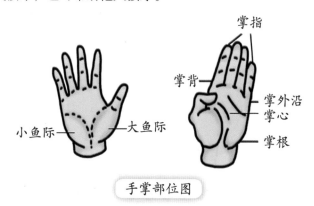

手掌部位图

腹部按摩宜在早晨起床前 30 分钟或餐后 2 小时进行，每天 2 次，按摩后如厕，养成定时排便的习惯。

2. 穴位按揉

在上述腹部按摩的基础上，我们可以结合一些穴位按揉，这样能带来更好的效果。

穴位按揉是临床上常用的一种中医治疗方法，通过刺激相关穴位，可有效促进胃肠血液循环，有利于机体胃肠功能的恢复。对于胃肠不适的患者，存在腹痛腹胀、消化不良、便秘、腹泻等症状，可以尝试穴位按揉，具体按揉哪些穴位，可参照一下穴位的主治功效。

常见的调节胃肠功能的穴位如下。

天枢：位于脐中旁开2寸处，主要功效有调理脾胃，理气和中。可用于治疗胃肠功能紊乱、腹泻、腹痛、腹胀、便秘、肠炎、水肿、月经不调等，对减肥也有一定作用。

大横：位于脐中旁开4寸处。可用于治疗腹痛、腹泻、便秘、体虚多汗等。

中脘：位于腹正中线上，脐上4寸处，即肚脐与剑突连线中点。主要功效有调理脾胃，健脾化湿，和胃降逆，安神定志。可用于治疗胃肠功能紊乱、胃痛、胃炎、腹胀、食欲不振、便秘、腹泻、呕吐、心慌失眠等，是中医治疗脾胃疾病的重要穴位之一。

气海：位于腹正中线上，脐下1.5寸处。主要功效有升阳补气、益肾固精。可用于治疗气虚乏力、腹胀、腹泻、月经不调、阳痿等，为补气要穴。

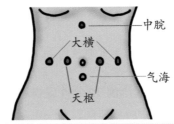

天枢、大横、中脘、气海穴位置图

关元：位于腹正中线上，脐下 3 寸处。主要功效有温肾减阳、回阳固脱、增补元气、通调冲任。可用于治疗气虚乏力、元气不足、腹泻、脱肛、遗精、阳痿、尿频、月经不调、痛经、不孕及慢性病的恢复，有强壮作用。

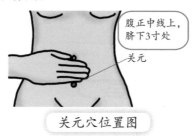

腹正中线上，脐下3寸处
关元

关元穴位置图

内关：位于掌横纹上 2 寸，掌长肌腱与桡侧腕屈肌腱之间。主要功效有宁心安神、理血止痛、宽胸理气。可用于治疗情志不畅、神经衰弱、失眠、心烦、心绞痛、胃痛、恶心、呕吐、晕船晕车等。

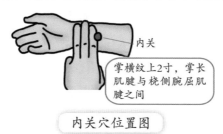

内关
掌横纹上2寸，掌长肌腱与桡侧腕屈肌腱之间

内关穴位置图

合谷：位于拇指、食指掌骨之中点，稍偏向食指侧，具有调经活血、和胃通腑之能。

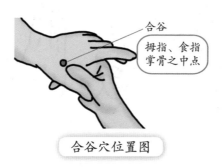

合谷
拇指、食指掌骨之中点

合谷穴位置图

足三里：位于外膝眼下 3 寸，胫骨前嵴外侧一横指处。主要功效有健脾和胃、扶正培元、疏风化湿、通经活络、益气健脑。可用于治疗肠胃功能低下、久病体弱、胃痛、腹痛、消化不良、便秘、腹泻、呕吐、高血压、失眠、半身不遂等，为养生、长寿、抗衰老的中医穴位，对美容、减肥亦有一定作用。

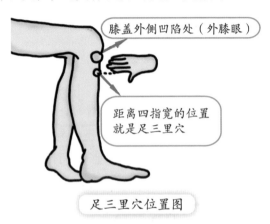

膝盖外侧凹陷处（外膝眼）

距离四指宽的位置就是足三里穴

足三里穴位置图

那么，如何才能正确寻找人体穴位呢？有以下几个小技巧。

①找反应：先压压、捏捏皮肤看看。若出现酸胀感、压痛、硬结、感觉敏感、温度变化等反应，即可判断有穴位所在。

②记尺寸：可以运用"手指同身寸定位法"，将自己的手指作为找穴位的尺度来寻找穴位。1 寸为中指指中节的长度或拇指指间关节的宽度。3 寸为四指并拢四指指中节的宽度。

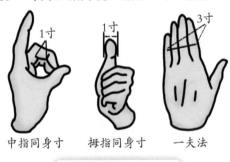

中指同身寸　　　拇指同身寸　　　一夫法

手指同身寸定位法

当我们正确地找到这些穴位后，我们要如何去按揉呢?

①按揉前准备：要求在舒适、保暖的环境中进行，按前小便以排空膀胱，饱腹或饥饿时避免按揉。需要剪去指甲，以防损伤皮肤。

②对于腹部穴位，以食指、中指、无名指三手指头先垂直下按1~2厘米并向外揉压，施力点在中指指腹，尽量做到柔和、均匀、持久，时间为3分钟。

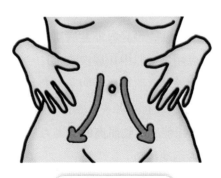

腹部按揉示意图

③对于四肢的穴位，可用拇指端或指腹按压体表，局部出现酸胀感，按摩后局部可能发红，休息一会儿后会逐渐恢复正常。

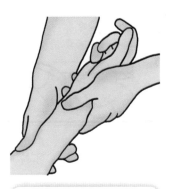

四肢穴位按揉示意图

3.凯格尔运动

排便是个很复杂的过程，其中一个重要过程就是盆底肌的协调配合。我们可以通过凯格尔运动（亦称会阴收缩运动），来有目的地锻炼我们的盆底肌，使盆底肌张力和耐力增强，使衰弱、松弛的盆底肌恢复功能，以防治盆底功能性疾病，对于治疗便秘、腹泻等都会有意想不到的作用。

在进行凯格尔运动之前，我们要先找到盆底肌的位置，大家可以通过以下动作来感受盆底肌的位置：

①在您要放屁的时候，轻轻收缩盆底肌就能憋住。

②小便时，可以用盆底肌中止尿液流出。

③对于男性，收缩盆底肌可以使阴茎及睾丸向上提起。

④对于女性，平卧床上，将一个手指轻轻插入阴道，主动收缩肌肉夹紧手指，手指能感受到肌肉的包裹力量。

接下来就是完善运动技巧。

①在开始凯格尔运动前，我们需要排空膀胱，然后平躺着，试着感受盆底肌，用力收缩3秒，然后放松3秒，这样重复几次为一组，但不要重复太多次，其大致节奏为"放松—收缩—放松—调整呼吸"四部分。

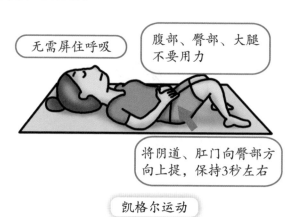

凯格尔运动

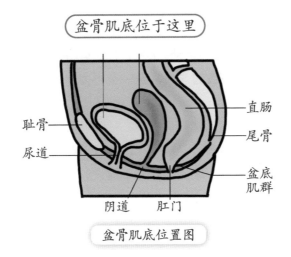

盆骨肌底位置图

②当您觉得盆底肌变得强壮之后，您就可以尝试用不同的体位做练习了，可以坐着、站着或者边走边做。

③运动的过程中需要保持注意力集中，在运动时最好把注意力都集中在收缩的盆底肌上，不要随意活动腹部、大腿、或臀部的肌肉，放松呼吸，避免屏气。

④推荐目标是每天至少做3组，每组重复10次。

4.适度运动

美国运动医学会和美国心脏协会推荐：每周至少进行5次，每次持续30分钟的轻度有氧运动，如快走；或每周至少进行3次，每次持续20分钟的高强度有氧运动，如慢跑。

对于腹胀、便秘的老年人，适合步行，打太极、八段锦、体操等温和的运动，老年人还可以参加一些球类运动，如乒乓球、羽毛球、台球、门球和高尔夫球等，但是不建议参加像篮球这样比较剧烈的运动。运动要循序渐进，量力而为，在对一定的运动负荷适应后再慢慢增加活动量，操之过急容易发生意外损伤。运动过程中也要注意身体变化，老年人要警惕一些报警症状，如出现腰痛、胸痛、头晕等症状，应立即停止运动。运动时间也要注意，很多老人喜欢早起做运动，其实最好的运动时间是8点到9点，而且不宜空腹，最好吃过早餐后歇一会再去。如果有太阳，最好等太阳升起后再锻炼。

对于青壮年，运动选择面更广，可以根据自己的兴趣爱好选择运动，如篮球、排球、足球等，这类运动较剧烈，出汗量大，应注意及时补充水分，不然大便会干结，加重便秘症状。也可以选择比较温和的运动，如快走、慢跑、游泳、爬山等。

◇腹部按摩、穴位按揉、凯格尔运动都能帮助改善便秘等胃肠道问题。

◇日常运动保健，可每周至少进行5次，每次持续30分钟的轻度有氧运动，如快走，或者每周至少进行3次，每次持续20分钟的高强度有氧运动，如慢跑。

◇老年人适合温和的运动或球类运动，避免剧烈的运动。

◇运动需要循序渐进，注意方式、方法。

15.5 思：管理情绪，改善症状

在生活中您可能有这种经历：考试前因为紧张吃不下饭，工作不顺心大便也不通畅。这是因为情绪可以影响我们的胃肠功能，不良情绪会导致各种胃肠道症状，相当比例的胃肠功能紊乱的患者伴有不同程度的精神心理障碍，包括焦虑、紧张、抑郁、失眠和神经过敏等。因此，学会消除不良情绪对我们保持健康益处多多。

1. 正念减压疗法

正念减压疗法是美国分子生物学博士、医学博士卡巴金在1979 年开设减压诊所时设计的，旨在协助患者以正念禅修处理压力、心理疾病。可以缓解以下生理或心理疾病，包含心慌、高血压、与压力有关的肠胃病、失眠、焦虑与恐慌症等。

正念减压疗法的具体做法如下：

①为自己选择一个可以注意的对象，可以是一个物体，或是一个词语，或是一种声音，或是一种身体感觉、运动感觉。

②在选择完注意的对象之后，闭上眼睛，舒服地坐着，调整呼吸，放松自己，然后将注意力集中到所选择的注意对象上。在训练的过程中，头脑中可能出现其他的一些想法、感受或者感情，从而使自己的注意力出现转移，没关系，马上回到原来的注意力上即可。在训练过程中出现的一些消极情绪或心理，不用担心，不用后悔，也不用任何评判，只需要让注意力回到自己选定的对象上去，学会聚焦于当下、有意识地关注和采取非评判的态度觉察心理和消极情绪的出现，形成思维、情绪、行为三者的结合，达到心身一致的状态。

③通常训练时间为 10~15 分钟，训练后可安静休息 1~2 分钟，

然后再进行自己正常的学习、工作和生活活动。

2. 音乐疗法

越来越多的现代神经生理学研究表明：音乐能够影响神经结构，能够以声波的形式，通过听觉作用于大脑边缘系统和脑干网状结构，并影响大脑皮质。乐曲中和谐优美的旋律能够让人产生镇静安定、轻松愉悦的感觉，从而调节机体的内环境，达到治疗效果。我们可以按以下步骤进行：

①每日选取 4~5 首自己喜爱的乐曲作为当日的干预歌曲，音量调至自己满意。

②在听音乐时进行呼吸训练。在音乐的引导下，应用鼻子吸气，让腹部缓缓隆起，达到最大吸气量后，再继续采用嘴部呼气，患者尽力吸足气后，稍做停顿，然后慢慢呼出，使呼吸频率维持在每分钟 16 次。

③引导自己进行想象训练，在音乐的背景下想象生活及大自然中美好的事物，并消除内心的焦虑或抑郁等负面情绪。

3. 情绪管理"三勿"

生活中对于情绪管理，我们要做到"三勿"。

（1）勿动怒

肝在志为怒，情志刺激太过，导致肝气偏旺，横逆犯胃，胃失和降，可出现腹部胀痛甚至胸痛、呃逆、食欲不振、恶心、呕吐等症状，称为肝气犯胃。

（2）勿抑郁

肝气不畅，久而化火，可出现肝火犯胃，情志抑郁，木气郁结，疏泄不足，木不疏土，导致脾失健运，日久损失脾气，致脾气亏虚，纳运无力，出现腹痛、腹泻等症状，谓之肝郁脾虚。

（3）勿忧虑

脾主运化水谷和水液，脾在志为思，思虑过度、所思不遂，引发气机结滞，导致气郁于中焦，壅滞不行，胃失和降，出现上腹胀满不舒、食欲不振等症状。

被压力、焦虑、抑郁等负面情绪困扰，并导致一系列胃肠不适的人，要有意识地去消除这些负面情绪，或走出去和朋友或亲人交流，或参加各种文娱活动等，千万别让自己的情绪影响了您的胃肠道！

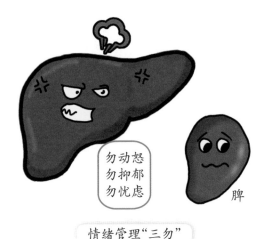

情绪管理"三勿"

◇情绪可以影响我们的胃肠功能，比如紧张可能导致便秘。

◇正念减压疗法和音乐疗法可以帮助舒缓情绪。

◇日常要有意识地消除愤怒、抑郁、忧虑等负面情绪。